DE L'ALIMENTATION

PAR

LE LAIT CRU

CHEZ

L'ENFANT A L'ÉTAT DE SANTÉ ET A L'ÉTAT DE MALADIE

DE L'ALIMENTATION

PAR

LE LAIT CRU

CHEZ

L'ENFANT A L'ÉTAT DE SANTÉ
ET A L'ÉTAT DE MALADIE

PAR

LE Dʳ ÉDOUARD DESJEUX

DE L'UNIVERSITÉ DE PARIS

ANCIEN EXTERNE DES HÔPITAUX

MÉDAILLE DE BRONZE DE L'ASSISTANCE PUBLIQUE

TOURS

IMPRIMERIE DESLIS FRÈRES

1904

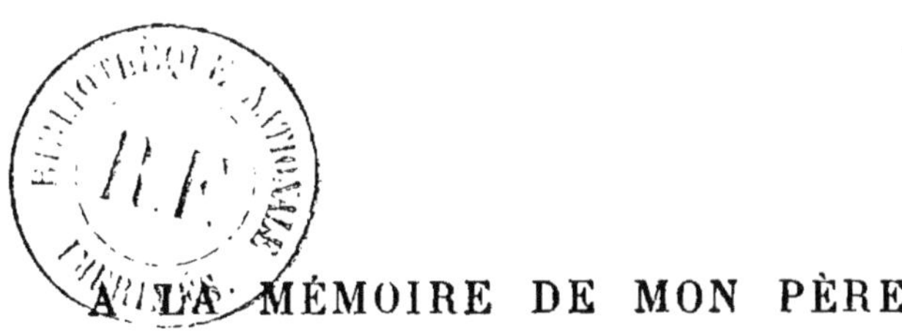

A LA MÉMOIRE DE MON PÈRE

A LA MÉMOIRE DE MON ONCLE

A MONSIEUR LE DOCTEUR LOUIS GUINON

MÉDECIN DE L'HÔPITAL TROUSSEAU

A MON PRÉSIDENT DE THÈSE

MONSIEUR LE PROFESSEUR HUTINEL

PROFESSEUR A LA FACULTÉ DE MÉDECINE
MÉDECIN DES HÔPITAUX
MEMBRE DE L'ACADÉMIE DE MÉDECINE
CHEVALIER DE LA LÉGION D'HONNEUR

AVANT-PROPOS

Il y a quelques années, on crut avoir trouvé, avec les procédés de stérilisation du lait, un mode d'allaitement artificiel donnant toute sécurité dans les cas où il était impossible à la femme de nourrir elle-même son enfant.

Le lait stérilisé a rendu et rendra encore des services bien précieux. Nous ne venons pas ici contester des faits indéniables. Nous croyons seulement que parfois ses indications peuvent être discutées et que dans bon nombre de cas il doit être remplacé par le lait vivant.

C'est de ce dernier dont nous voulons montrer les avantages. Ils ressortent des observations de beaucoup de praticiens et de celles que nous-mêmes avons pu recueillir.

Nous voulons espérer qu'elles auront raison de la timidité de ceux qui hésiteraient encore, lorsqu'il s'agira d'employer le lait cru dans « l'alimentation de l'enfant à l'état de santé et à l'état de maladie ».

Mais, avant d'écrire les premières lignes de notre thèse inaugurale, qu'il nous soit permis d'offrir à ceux qui furent nos maîtres dans les hôpitaux l'expression de notre sincère reconnaissance :

Nos remerciements iront tout d'abord à ceux qui dirigèrent nos débuts dans l'étude de la médecine : M. le professeur Bouchard, MM. les Drs Lenoir et Bazy.

Nos quelques mois de stage se passèrent chez M. le Dr Merklen. Nous aimons à nous rappeler ses investigations minutieuses auprès des malades. Cet enseignement pratique nous sera un guide précieux au cours de notre carrière. Qu'il reçoive aussi nos remerciements très respectueux pour l'intérêt qu'il a continué à nous porter depuis.

M. le Dr Brun voulut bien nous apprendre la clinique infantile dans un enseignement sobre, mais précis.

Une mort précoce l'enleva, depuis, à l'affection de ses élèves; nous tenons à joindre ici l'expression de nos plus vifs regrets aux leurs.

Nous sommes redevable à M. le Dr Routier de ce que nous savons de clinique chirurgicale et gynécologique. Nous le prions de bien vouloir agréer l'expression de notre profonde gratitude.

Notre seconde année d'externat se passa chez M. le Dr Troisier. Nous gardons le meilleur souvenir de son enseignement si clinique. Il sera pour nous un exemple précieux dont nous ne saurions trop lui être reconnaissant.

A l'hôpital Lariboisière, M. le professeur Bonnaire fut notre maître en obstétrique. Il nous prodigua ses conseils ; nous tenons à l'en remercier aujourd'hui.

Nous vînmes terminer notre externat par l'étude de la pathologie infantile dans le service de M. le Dr Guinon. Nous n'oublierons pas son enseignement clinique et thérapeutique au lit des petits malades de l'hôpital. C'est lui qui nous inspira le sujet de ce travail et nous aida de ses conseils pendant sa rédaction. Il n'a cessé de nous témoigner la plus extrême bienveillance. Nous nous faisons un devoir de lui offrir l'expression de notre respectueuse et profonde reconnaissance.

Nous prions aussi M. le Dr Michaux de recevoir nos remerciements les plus respectueux pour les bons conseils qu'il a bien voulu nous donner.

Merci enfin à tous ceux dont l'expérience nous servit pour la rédaction de ce modeste travail : à M. le Dr Triboulet, dont nous publions les observations si intéressantes ; à M. le Dr Raimondi, qui mit à notre disposition les heureux résultats de la Pouponnière de Porchefontaine ; enfin, à M. le Dr Barbellion, qui voulut bien nous donner des documents sur la question du lait de chèvre.

M. le professeur d'agriculture P. Diffloth nous fit profiter de ses connaissances très précises sur l'alimentation des vaches laitières, la production du lait et sa récolte aseptique. Nous lui offrons ici nos meilleurs remerciements.

M. le professeur Hutinel voulut bien nous faire le grand honneur de présider notre thèse.

Nous nous faisons un devoir de lui offrir ici l'expression de notre reconnaissance très respectueuse.

INTRODUCTION

Dans son livre intitulé *Alimentation des Enfants-Malades*, M. le professeur Jacobi, de New-York, a dit : « La nourriture naturelle de l'enfant et du nouveau-né à l'état de santé comme dans celui de maladie, c'est le lait de la mère si la sécrétion existe, ou le lait de quelque autre femme s'il n'y a ni mère, ni sein maternel. »

Bien convaincus que le meilleur aliment de l'enfant est en effet le lait sortant des mamelles de la femme saine, nous ne chercherons à en substituer un autre à ce dernier que, si, nous avons reconnu pour la femme l'impossibilité complète de nourrir; que cette impossibilité soit liée à des conditions physiques ou due à des exigences sociales ou à un manque total de sécrétion lactée. Alors seulement nous conseillerons le lait cru, parce qu'il est un aliment vivant possédant ses ferments solubles et aussi parce que les règles de l'allaitement sont d'autant plus compliquées que le mode choisi s'écarte plus du mode naturel. (Marfan.)

Il semble d'ailleurs, qu'aujoud'hui le monde médical revienne plus volontiers vers cette idée, et le lait, en tant qu'agent thérapeutique, semble avoir parcouru un cycle complet. Jadis les médecins ordonnèrent d'abord le lait cru. Avaient-ils reconnu son efficacité réelle? Était-ce simplement l'ignorance des procédés perfectionnés, et il faut bien le dire compliqués, employés aujourd'hui pour stériliser le lait et lui faire perdre ses germes dangereux? Les deux facteurs, certes, entraient en jeu.

Quoi qu'il en soit, les découvertes de Pasteur changèrent complètement la question de l'allaitement artificiel, qui perdait une grande partie de ses dangers par l'usage du lait stérilisé. Après avoir eu son heure de vogue et même d'enthousiasme, il semble avoir atteint son apogée. Ses partisans deviennent de jour en jour moins nombreux et le remplacent par le lait pasteurisé ou simplement bouilli. Les plus osés vont beaucoup plus loin : ils font prendre à l'enfant le lait cru. Une semblable témérité leur a déjà valu bien des critiques et mérité bien des reproches; ils ont eu le courage de persévérer, et leur exemple semble devoir être imité chaque jour davantage.

Est-ce, en effet, besoin de changement? Est-ce mobilité de l'esprit humain toujours en quête de nouvelles découvertes? Est-ce ici, en particulier, instabilité de l'esprit médical qui ne veut plus des formules surannées, mais cherche toujours à marcher de l'avant? Est-ce engouement? Est-ce même le snobisme dont la docte et sévère Faculté n'aurait su se préserver? Est-ce tout cela réuni peut-être? Mais nous croyons qu'il y a plus et qu'un besoin réel se fait sentir, besoin qui explique l'essor donné à un mode d'alimentation nouveau par le lait cru aseptique.

Nous nous sommes proposés de traiter ici ce chapitre intéressant de l'alimentation de l'enfant, qu'il soit à l'état de santé ou à l'état de maladie, et nous redirons volontiers avec Jules Simon dans ses magistrales cliniques : « Le véritable aliment du nouveau-né, celui dont jusqu'à dix-huit ou vingt mois vous devez faire la chose de son alimentation, c'est le lait. La nature le veut, l'expérience le démontre. Le lait c'est la raison du développement de l'enfant quand il est sain, c'est le remède quand il est malade. »

Quel mode d'alimentation en effet est plus logique et plus rationnel? Au lait vivant de la mère qui vient à manquer en substituer un autre vivant aussi. Nous montrerons tout d'abord, nous inspirant des travaux d'Escherich, Concetti, Spolverini, Béchamp, Marfan, Ch. Gillet, Nobécourt et P. Merklen, que le lait cru est un lait « vivant », contenant les zymases sans aucune altération ; que c'est, en un mot, un lait auto-digestible et que là est sa grande supériorité. Et ce ne sont pas seulement des théories que nous apportons pour prouver notre thèse, mais bien des résultats et des faits. Les uns ont été recueillis à la Pouponnière de Porchefontaine dont les observations sont traduites par des courbes saisissantes, mettant ainsi mieux en lumière l'accroissement régulier et bien gradué des nourrissons. Les autres sont dus à notre observation personnelle, et ont été réunis dans la crèche de M. le Dr Guinon, à Trousseau. Le temps nous a empêché, à notre grand regret, d'en recueillir un plus grand nombre[1].

Ce sont ces ferments actifs et ces éléments vivants qui manquent au lait stérilisé ce « mal nécessaire », suivant l'heureuse expression de Combe. Nous ne nierons pas que des résultats heureux, inespérés, peut-être, sont dus à son emploi. Mais nous ne croyons pas qu'ils puissent soutenir la comparaison avec ceux qui ont dû au lait cru, des cures merveilleuses et en quelque sorte de véritables résurrections.

1. Le lait cru que nous avons employé provient de la ferme la *Belle-Étoile;* il est apporté deux fois par jour. Produit dans les conditions les plus rationnelles, il est trait aseptiquement suivant une méthode que je décrirai plus loin.

Passant ensuite en revue les différents laits vivants destinés à remplacer, le cas échéant, le sein maternel et à permettre à un organisme sain de ne pas déchoir, à celui qui sera débilité de trouver les matériaux nécessaires à sa reconstruction, nous commencerons par le lait d'ânesse.

Agent thérapeutique de premier ordre dans bien des cas et d'une valeur incontestable, il nous retiendra peu cependant, car son emploi est très limité en raison de son prix très élevé.

Nous envisagerons plus en détail les deux laits les plus facilement utilisables, parce qu'ils sont davantage à la portée de toutes les bourses : je veux dire le lait de vache et celui de la chèvre. Nous dirons à propos de chacun d'eux quelles sont les idées directrices, d'une logique rigoureuse, bien qu'un peu audacieuses quelquefois, qui régissent le régime général, et l'alimentation de nos deux laitières de choix.

PREMIÈRE PARTIE

HISTORIQUE

Si nous en croyons l'histoire, le premier exemple d'allaitement artificiel remonte aux origines de Rome. N'est-ce pas en suçant les mamelles d'une louve que Romulus et Rémus puisent avec un aliment sain et de digestion facile la santé robuste qui leur permettra de devenir les fondateurs de l'empire romain?

Quant à l'emploi du lait cru, il est sans doute aussi ancien que la médecine, et Hippocrate le règlemente dans un de ses aphorismes resté célèbre (Aphorisme 64 du livre V.) « Donner du lait à ceux qui ont de la céphalalgie, c'est mauvais. Il est également mauvais d'en donner aux fébricitants, à ceux dont les hypocondres météorisés sont parcourus par des borborygmes, à ceux qui sont altérés (siticulosis), à ceux qui dans une fièvre aiguë ont des évacuations alvines vicieuses et à ceux qui rendent beaucoup de sang dans les selles. Il convient, au contraire, aux phtisiques quand ils n'ont pas une fièvre trop violente. Il est également bon d'en donner dans les fièvres lentes et de longue durée, pourvu qu'il n'y ait aucun des signes qui viennent d'être mentionnés et quand la constipation est extraordinaire [1]. »

Cependant, Hippocrate, Aretée, Alexandre de Tralles recommandent le lait aux poitrinaires. Ils insistent minutieusement sur le choix d'une femelle laitière, sur son mode d'alimentation, sur les quantités de lait qu'il convient d'administrer. Le lait d'ânesse passait pour efficace et l'on avait même recours au lait de femme : Baume cité par Fonssegrives rapporte « qu'un Anglais, arrivé au dernier degré de la phtisie, prit successivement deux nourrices de suite et guérit complètement au bout de quatre mois et demi ». Il est inutile de dire, ajoute l'éminent hygiéniste auquel nous empruntons ce fait, que fût-il d'une utilité incontestable, un pareil traitement est impossible, vu le dégoût qu'il provoque et le ridicule qui s'attache invinciblement à l'idée d'un allaitement direct.

A l'exemple du père de la médecine, Galien, Aétius, Avicenne et la plupart des médecins de l'antiquité et du moyen âge montraient une certaine timidité dans l'emploi du lait. Ils ignoraient que ce liquide se coagule normalement dans l'estomac et regardaient cette coagulation comme un accident redoutable. Aussi, comme le fait remarquer Pécholier dans son *Mémoire*, Celse, Pline et l'École de Salerne prescrivaient-ils surtout l'usage du petit-lait.

Fred. Hoffmam fut un des premiers à s'élever contre

1. Traduction de Daremberg.

ces préjugés et recommande l'usage du lait pur ou coupé d'eau minérale ou sous forme de petit-lait. A partir de ce moment et de la publication du livre de Petit-Radel en 1786, intitulé *Essai sur le lait considéré médicalement sous ses différents aspects*, l'emploi du lait est entré dans une voie franchement scientifique.

Au dire de Fonssagrives, un des successeurs d'Esculape, Mélampe, guérit une fille atteinte de mélancolie en lui faisant prendre du lait de chèvre nourrie avec de l'ellébore.

En 1859, Péligot, Chevallier, Orfila, Owsald étudièrent expérimentalement le passage de différentes substances dans le lait des vaches et un mémoire remarquable fut présenté sur ce sujet à l'Académie par Labourdette (1856).

Dix ans après, dans le *Montpellier médical*, Pécholier donne les indications de l'emploi de la diète lactée dans les diverses maladies : « Lorsqu'un enfant est sevré prématurément, dit-il, ou nourri d'aliments grossiers, une diarrhée intense et rebelle ne tarde pas à éclater, suivie d'un amaigrissement rapide (asepsie Parrot) ; dans ces cas une seule indication existe, mais urgente, c'est de remettre l'enfant à la diète lactée ; on a recours à une nourrice, si l'enfant consent à reprendre le sein, à l'usage de lait de vache dans le cas contraire. Le régime lacté est employé avec un égal succès dans les entérites avec diarrhée, si fréquentes chez les enfants de quinze à dix huit mois, au moment de l'apparition des canines ou des deuxièmes molaires. »

En 1873, M. Jaccoud recommande vivement, dans ses *Cliniques médicales* de Lariboisière (p. 6507), l'emploi de la médication lactée contre la lithiase rénale, mais ce n'est qu'en 1880 que l'emploi du lait revêt un caractère tout différent. Les progrès de la science en rendent l'usage plus raffiné et la stérilisation du lait apparaît. Elle a son heure de vogue et d'enthousiasme, il faut le dire, presque général, mais aujourd'hui il n'en est plus de même : Les partisans du lait cru deviennent de jour en jour plus nombreux.

Les résultats obtenus autorisent à croire que, les éléments contenus dans le lait vivant et détruits par la stérilisation sont indispensables pour mener à bien l'élevage d'enfants sains et vigoureux. Les matériaux nécessaires à la formation générale de l'organisme y sont plus facilement assimilables.

En 1892, apparaît la première thèse offrant un parallèle entre les deux laits. Elle est due à M. Drouet et intitulée : *De la valeur et des effets du lait bouilli et du lait cru.*

Des recherches sur les ferments solubles furent faites par MM. Béchamp en 1883, Bouchut en 1884, Moro en 1898, puis Concetti et Spolverini en 1901, Camus en 1900[1], Nobécourt et Sevin, MM. Triboulet et Barbellion[2], Nobécourt et Merklen, en 1902[3], enfin par

1. *Comptes rendus de la Société de néologie*, 4 août 1900.
2. *Progrès médical*, juin 1902.
3. *Progrès médical*, 24 décembre.

MM. Marfan et Gillet qui mirent au point les connaissances acquises sur ce sujet.

On s'occupe alors de trouver à l'enfant la meilleure nourrice qui puisse, s'il en est besoin, remplacer sa mère. Les partisans de la chèvre sont nombreux ; les communications se succèdent. Ce sont celles du Dr Boissard, en 1900, qui décrit l'alimentation du nouveau-né par le lait de chèvre [1] et publie les résultats excellents qu'il en obtient à l'hôpital Tenon, celles du Dr Barbellion, « sur l'emploi du lait de chèvre dans l'alimentation des enfants [2] ». Un nouvel article du même auteur intitulé : *le Lait de chèvre dans l'alimentation des nourrissons* [3] rappelle les nombreux avantages de ce lait : Digestibilité très grande, lait frais facile à obtenir parce que peu coûteux, composition constante, etc.

Des observations furent prises par ailleurs, dans les pouponnieres et les crèches qui se rapportaient à l'élevage des enfants nourris par le lait cru. Elles furent concluantes et au dernier Congrès de Madrid, en mai 1903, une discussion s'éleva sur l'allaitement artificiel : Le Dr Spolverini, de Rome, indique la série de ses travaux sur le ferment oxydant, travaux concordant avec ceux de Gillet en France.

Le professeur Luigi Concetti, de Rome, montre les conditions à réaliser pour bien conduire un allaitement

1. *Journal des Praticiens*, Paris, 30 mai 1900.
2. *Bulletin de l'Académie de médecine de Paris.*
3. *Revue de Puériculture*, Paris, 1903.

artificiel; le Dr Raimondi expose ses résultats obtenus par l'emploi du lait vivant à la Pouponnière; et les professeurs Concetti, de Rome, Monti, de Vienne, Schlossmann, de Dresde, Méry, de Paris se déclarent partisans de la généralisation du procédé de traite aseptique et du lait non bouilli.

L'année 1904 voit se former une nombreuse bibliographie précisant la question. C'est la série d'articles formant une suite continue et dus à M. le professeur Diffloth, articles d'aperçus intéressants : 1° sur la production dangereuse du lait fourni par la « vache industrielle » créée par une gymnastique fonctionnelle de la mamelle d'une part, de la sélection et de l'alimentation intensive d'autre part [1]; 2° sur l'extension du rayon d'approvisionnement de Paris s'étendant à 200 et même 250 kilomètres, grâce à l'essor imprévu donné par la construction des voies ferrées. D'où découle comme conséquence logique au point de vue de l'hygiène publique : des chances de contamination accrues par la multiplicité des transvasements et manipulations du lait venant des laiteries de grande banlieue [2]. Ces publications nous conduisent à la discussion du Congrès de Rouen où la question du lait cru vivant est nettement posée.

Le Dr Aussel, de Lille, traite le surchauffage du lait; le Dr Raimondi apporte les « résultats cliniques de

1. P. Diffloth, *Progrès médical*, 17-27 février 1904.

2. P. Diffloth, *Approvisionnement de Paris, en lait* (*Progrès médical*, 27 février 1904).

l'usage du lait de chèvre cru ou vivant », recueillis à la Pouponnière de Porchefontaine ; Mlle Dr Marie Roussel traite du lait maternisé et du lait cru à la Goutte de Lait de Rouen ; le Dr Georges Barbellion sous le titre : *Nouvelle contribution à l'étude expérimentale du lait de chèvre*, apporte ses résultats.

Enfin, le Dr Halipré, de Rouen, parlant du lait cru dans l'alimentation des nourrissons[1], prenait nettement parti en sa faveur et pouvait formuler la conclusion suivante :

« Le lait cru, lait vivant, doit être considéré comme supérieur au lait stérélisé dans l'alimentation des nourrissons; il est plus digeste et réussit dans certains cas où le lait stérilisé a complètement échoué. »

Tout récemment enfin, le Dr Barbellion associant ses vœux à ceux du Dr Bernard, de Roubaix, préconisant le lait de chèvre cru, pouvait terminer en disant[2] :

« Le lait cru est le seul véritablement physiologique et seul le lait de chèvre offre des garanties sérieuses. Les conditions de sécurité indispensables sont la traite aseptique et une alimentation rationnelle de la chèvre, alimentation étudiée au point de vue de la santé des enfants et non au point de vue du rendement. N'oublions pas que, pour obtenir l'asepsie de la traite, il faut un personnel spécial stylé avec autant de soin que celui d'un service de chirurgie. Nous, médecins,

1. Congrès de Rouen en 1904.
2. *Journal de médecine et chirurgie pratique*, 22 mai 1904 : Dr Championnière.

nous ne devons pas nous désintéresser de ces questions de médecine pratique ; sachons bien que c'est à nous qu'incombe cette tâche difficile, unissons-nous pour la bonne cause et le succès ne tardera pas à récompenser nos efforts. »

Nous associant à ces conlusions, nous essaierons de montrer dans ce modeste travail que le lait cru consommé vivant et provenant des laitières aussi bien de l'espèce bovine que de l'espèce caprine peut rendre d'immenses services. Il nous semble que la solution du problème de l'allaitement de l'enfance par un lait cru et aseptique, réside dans l'alimentation rationnelle du bétail, en même temps que dans l'éducation d'un personnel faisant la traite dans des conditions de propreté parfaite.

De grands progrès ont déjà été réalisés dans ce sens, nous essaierons d'indiquer ici ceux qu'il y a encore à faire et nous serons heureux si nous avons apporté une contribution efficace à ce perfectionnement si intéressant de l'alimentation lactée.

LE LAIT LIQUIDE VIVANT

THÉORIE DES ZYMASES

Le simple bon sens veut que le lait soit d'autant mieux accepté qu'il s'écarte moins de sa composition naturelle. Un fait aujourd'hui démontré semble devoir faire entrer la question de l'allaitement artificiel dans une voie plus fructueuse. Le lait n'est pas un liquide inerte, mais vivant et complexe, contenant des éléments très fragiles, secrétant des substances capables d'en favoriser la digestion ; ce sont les ferments solubles.

Ils sont nombreux, quelquefois les mêmes pour tous les laits ; il y en a d'autres qui sont propres au lait de chaque espèce et en sont spécifiques. Nous nous proposons d'exposer ici brièvement quels sont ces ferments, leurs propriétés ; nous dirons ensuite leur rôle dans les échanges nutritifs des nourrissons.

* * *

Les ferments du lait peuvent se ranger en trois groupes :

1° Les ferments hydrolysants qui sont l'amylase, la monobutyrinase et le ferment dédoublant le salol;

2° Le second groupe comprend un ferment oxydant;

3° Le troisième, des ferments dont l'action chimique nous est à peu près inconnue : ce sont le ferment glycolytique, le ferment coagulant et les ferments protéolytiques.

L'amylase est le premier en date. Béchamp, en 1883, le signalait dans le lait et donnait ses propriétés; il n'existait que dans le lait de femme et exerçait sur l'amidon une action saccharifiante aussi active que celle de la salive parotidienne.

Bouchet répéta l'expérience de Béchamp et en conclut qu'il y a entre le lait de femme et des animaux des différences que rien ne saurait supprimer.

Moro, en 1898, Luzzati et Biolchini, en 1901, sont arrivés aux mêmes résultats.

D'après Spolverini, l'amylase existerait aussi dans le lait de chienne et plus rarement, mais quelquefois aussi dans le lait d'ânesse; là elle serait peu acctive.

Elle fait toujours défaut dans le lait de vache et de chèvre. Le mode d'alimentation aurait une grande influence sur sa production. Le lait d'une chèvre alimentée avec de l'orge en germination contenait après quelques jours manifestement de l'amylase; il contenait, en outre, un ferment dédoublant le salol.

MM. Triboulet et Barbellion, en injectant 10 centimètres cubes de lait de femme dans le péritoine de la chèvre, ont noté l'apparition de l'amylase et d'un ferment dédoublant le salol.

En 1900, MM. Marfan et Ch. Gillet montrèrent les premiers que le lait frais décomposait la monobutyrine en acide butyrique et glycérine; cette même réaction n'existait pas dans le lait cuit. D'où la conclusion que le lait contient un ferment capable de dédoubler les graisses neutres en acide gras et glycérine, et que c'est, par suite, une lipase.

Cette diastase, beaucoup moins active dans le lait de vache que dans le lait de femme, est sans action, sur toutes les autres graisses. Après M. Marfan, les auteurs italiens Luzzati, Biolchini et Spolverini conclurent, à la suite de leurs recherches, à la présence de la monobutyrinase dans les laits de femme, de vache, de chienne, d'ânesse et de chèvre.

D'après Spolverini, l'action du ferment sur la graisse du lait elle-même pourrait commencer dans la mamelle avant la traite.

Pour répondre à l'objection de MM. Doyon et Morel émettant l'hypothèse qu'on pouvait attribuer aux microbes la décomposition de la monobutyrinase ; M. Marfan recueillit du lait, en s'entourant de toutes les précautions et de l'asepsie la plus rigoureuse. En faisant agir divers échantillons de ce lait sur la monobutryrine, il constata que celui qui est complètement dépourvu de microbes agit aussi activement que les autres. Cette preuve suffit à démontrer dans le lait l'existence d'une substance dédoublant la monobutyrine et ayant toutes les propriétés des ferments solubles.

*
* *

En mars 1901, MM. Nobécourt et Merklen publièrent[1] le résultat de leur étude sur l'action de différents laits sur le salol. Ils montrèrent que le sérum sanguin et les divers organes de l'homme, du lapin et du cobaye renferment un ferment qui dédouble le salol en phénol et acide salicylique. Les expériences furent faites avec des mélanges de salol et de lait de femme, de vache, de chèvre, d'ânesse et de chienne.

Les laits de femme, d'ânesse et de chienne donnèrent la réaction caractéristique de l'acide salicylique. Les laits de vache et de chèvre donnèrent une réaction négative. M. Nobécourt donne[2] des détails particulièrement intéressants sur la façon dont l'action de la température modifie les résultats. La température de 55° ou 60° pendant une heure atténue ou retarde la propriété de dédoubler le salol. La température de 65° pendant trois quarts d'heure ou une heure, de 100° pendant une demi-heure, de 115° pendant dix minutes la fait disparaître. Un lait porté à 100° pendant dix minutes ne jouit que de propriétés très atténuées.

Outre la différence essentielle de la teneur en ferments entre les différents laits expérimentés, il est

1. *Revue mensuelle des maladies de l'enfance.*
2. *Revue mensuelle des maladies de l'enfance*, mars 1901.

intéressant de noter, avec MM. Nobécourt et Merklen, que le lait d'ânesse le mieux toléré par l'enfant après celui de la femme, contient le même ferment que lui. Ces ferments, de plus, sont facilement altérés par la chaleur : c'est là un gros argument à noter contre la stérilisation du lait.

MM. Triboulet et Barbellion étendraient ce même pouvoir de dédoubler le salol au lait de chèvre, si on a eu soin d'injecter dans le péritoine de cet animal 10 centimètres cubes de lait de femme.

Pour M. Hanriot, ce ferment dédoublant le salol ne serait autre que la lipase dont une propriété générale serait de dédoubler tous les éthers.

*
* *

Un des premiers étudiés avec l'amylase fut le ferment oxydant.

Arnold, en 1881 et Carcano, en 1896, signalèrent la coloration qu'ils avaient obtenue, en ajoutant à du lait de vache cru la teinture de gaïac. Le premier donnait une explication fausse de la réaction, en la rapportant à la présence d'ozone dans le lait frais.

En 1890, Kowalewsky montra qu'en présence de l'essence de térébenthine la réaction était plus constante.

En 1897, Dupouy publia un travail sur les propriétés oxydantes du lait et admit, le premier, la possibilité de l'existence d'un ferment oxydant dans le lait.

L'année suivante, Raudnitz signale la présence de

cette diastase dans les laits de vache, de chèvre et de brebis et son action très légère dans ceux de femme, d'ânesse, de jument et de chienne ; d'après eux, le colostrum des laits inactifs aurait une action positive.

Après eux, MM. Marfan et Ch. Gillet[1], dans une étude détaillée de la question, arrivèrent aux conclusions suivantes :

1° Si à un mélange de teinture de résine de gaïac fraîchement préparée on ajoute deux ou trois gouttes d'eau oxygénée la teinture de gaïac prend une teinte bleue ou bleu-verdâtre qui résulte d'une oxydation ;

2° La substance du lait de vache cru, qui oxyde l'eau gaïacolée et la rougit en présence de l'eau oxygénée, a tous les caractères des ferments solubles. Elle est en effet détruite à une température de 78°-79°. Le lait, chauffé à cette température ne donne plus de réaction, et on peut ainsi distinguer le lait de vache cru du lait de vache cuit. De plus, la substance oxydante du lait de vache ne dialyse pas. Enfin, la plupart des antiseptiques l'affaiblissent sans la détruire.

En résumé, on peut dire qu'il existe dans le lait de vache une diastase capable de provoquer une oxydation non en présence de l'air, mais seulement en présence de l'eau oxygénée ; c'est donc un ferment oxydant indirect ou une anaéroxydase.

Après avoir expérimenté sur le lait de femme, MM. Marfan et Ch. Gillet arrivèrent à cette conclusion :

1. *Le ferment oxydant du lait* (*Journal de physiologie et de pathologie générale*, mai 1902).

Tandis que, dans le lait de vache, la réaction oxydante est constante et normale, dans le lait de femme elle est inconstante, anormale et paraît être un des caractères de l'état colostral.

*
* *

Claude Bernard montra, le premier, que le sang exposé à l'air perdait rapidement son sucre. M. Arthus fit voir, depuis, que les globules blancs n'étaient pas étrangers à cett action glycolytique.

En 1892, M. Lépine décrivit le « ferment glycolytique ». Spolverini, dosant le sucre contenu dans le lait, mit en évidence l'existence dans le lait d'un ferment détruisant le lactose, qu'il identifie avec le ferment glycolytique du sang. MM. Nobécourt et Merklen proposèrent, en raison de son action sur le lactose, de lui donner le nom de ferment lactolytique.

*
* *

M. Schlossmann, dans un Congrès à Hambourg, et MM. Moro et Hamburger[1] ont constaté qu'au contact du lait de femme la sérosité de l'hydrocèle se prenait en une masse gélatineuse. Le phénomène ne se produit qu'avec le lait de femme et non de vache ou de chèvre.

1. *Ueber eine neue Reaction der Menschen milch Wien. Kilen. Woch.*, 1902, 30 janvier, n° 5, p. 121.

Il a été démontré que cette précipitation n'était pas due aux combinaisons calcaires de la sérosité de l'hydrocèle. Il faut admettre que la substance fibrinogène, contenue dans le liquide de l'hydrocèle, met en liberté de la fibrine qui se coagule en présence d'un ferment contenu dans le lait de femme. Ce ferment n'existerait ni dans le lait de vache ni dans le lait de chèvre. L'ébullition ne détruirait pas ce ferment, mais ralentirait seulement sa réaction.

D'après M. Bernheim-Karrer[1], et contrairement à l'opinion de MM. Moro et Hamburger, le lait de vache coagulerait la sérosité de l'hydrocèle, mais avec une assez grande lenteur, il est vrai.

Quoi qu'il en soit, l'hypothèse d'une action diastasique semble un peu contredite, ainsi que l'a fait remarquer M. Marfan, par ce fait que le lait bouilli possède encore son pouvoir coagulant.

D'après M. L. Camus[2], si on injecte dans la veine fémorale d'un chien, 5 centimètres cubes du lait de vache frais et écrémé et si on recueille après quelque temps le sang de l'artère fémorale, on constate que celui-ci se coagule lentement, incomplètement ou ne se coagule pas du tout. La stérilisation du lait à 110° à 115° ne supprimerait pas l'action anticoagulante.

1. *Recherches sur le fibrin-ferment du lait* (*Centralblatt J. Bakteriologie*, 1902, 5 avril).

2. *Action des injections intra-veineuses de lait* (*Comptes rendus de la Société de Biologie*, 4 août 1900).

*
* *

Les premiers, MM. S.-M. Babcok et H.-L. Russel affirmèrent l'existence de ferments protéolytiques dans le lait. On observe pendant quelques jours un lait recueilli aseptiquement et conservé à l'abri des microbes, et l'analyse montre qu'une bonne partie de la caséine a été transformée en protéides solubles (albumine, albumose, peptones). Cette transformation tendrait à prouver que le lait renferme divers enzymes protéolytiques dont les uns se rapprocheraient de la trypsine pancréatique et les autres de la pepsine. Une température voisine de 100° empêcherait la réaction de se produire.

On est en droit de se demander si le lait était bien réellement stérile, car M. E. Salkowski[1] n'a pas obtenu les mêmes résultats : il a pu conserver du lait pendant treize ans sans altération de la caséine.

*
* *

Une dernière propriété des plus intéressantes du lait de chaque espèce fut bien mise en évidence par M. Bordet[2].

Il pratiqua sur des lapins des injections intra-péri-

1. *Ueber die eiweissfallende Wirkung des chloroforms.*
2. *Le mécanisme de l'agglutination* (*Annales de l'Institut Pasteur*, 25 mars 1899).

tonéales de lait de vache et constata que leur sérum acquérait quelques jours après la dernière injection la propriété de coaguler le lait de vache à la manière de la présure.

Les expériences de M. Bordet furent reprises par MM. Uhlenluth [1], Wasserman [2], A. Schütze [3] et E. Moro [4] qui conclurent à la spécificité de la réaction de Bordet : le sérum des animaux ont reçu des injections de lait de vache précipite seulement la caséine du lait de vache et non celle du lait de femme ou du lait de chèvre. Il en est de même quand on a injecté du lait de femme ou du lait de chèvre.

D'après Moro, il y aurait des degrés dans la précipitation du lait et, par suite, dans sa spécificité; cela contrairement à l'opinion de A. Schütze qui prétend que soumis à une haute température le lait perd la propriété d'être coagulé par le lacto-sérum ; d'après Moro il n'en serait rien et le lait stérilisé se coagulerait bien par le lacto-sérum. La stérilisation ne ferait donc pas perdre au lait toutes ses propriétés spécifiques.

Une dernière question qu'il est permis de se poser au sujet des substances contenues dans le lait est

1. *Neuer Beitrag zum specifischen Nachweis von Eier weis auf biologischen Wege* (*Deutsche med. Woch.*, 15 novembre 1900).
2. *Société de médecine interne de Berlin*, 2 juillet 1900.
3. *Ueber ein biologisches Verfahren zur Differenzirung der Eiweisstoffe verschiedener Milcharten* (*Zeitsch. f. Hyg.*, 1901, p. 5, XXXVI).
4. *Biologische Beziehung zwischen Milch und sérum* (*Wiener Klin. Woch.*, 1901, n° 44).

celle-ci : Le lait renferme-t-il des alexines, c'est-à-dire des substances bactéricides et globulicides?

L'action du lait de femme ou de vache sur les microbes ou sur les globules du sang est négative; on pourrait donc conclure que le lait ne renferme pas d'alexines. Cependant, M. Moro a mis en lumière le fait suivant : Le sérum sanguin des enfants élevés au sein possède un pouvoir bactéricide et un pouvoir hémolytique notablement plus grands que ceux du sérum des enfants nourris artificiellement. Où est la raison de cette différence? M. Moro n'hésite pas à l'attribuer à la présence d'alexines dans le lait de femme. Peut-être réside-t-elle dans ce fait, que le lait de la nourrice renferme des substances alexogènes qui trouvent dans l'intestin ou dans l'organisme le complément indispensable pour se transformer en alexines? Mais ce n'est là qu'une hypothèse.

*
* *

Quoi qu'il en soit, en résumé, le lait de femme contient tous les ferments solubles du lait de vache et en plus l'amylase et le ferment dédoublant le salol. « Le lait d'ânesse les contient également tous, l'amylase cependant n'existant que d'une façon inconstante. » Quant aux laits de vache et de chèvre ils contiennent bien la trypsine, la pepsine, la lipase, l'oxydase et le ferment glycolytique, mais ils ne renferment ni amylase, ni ferment dédoublant le salol : c'est là le grand caractère qui différencie au point de vue de leur teneur en ferments ces deux laits du lait de femme.

Le lait d'ânesse par contre s'en rapproche beaucoup. (NOBÉCOURT et MERKLEN.)

Après avoir vu quels étaient les ferments du lait vivant, il est intéresssant de se demander quel est leur rôle dans les phénomènes de la nutrition et de la digestion du nourrisson et quelles modifications la cuisson du lait peut leur faire subir? On peut à juste titre émettre l'hypothèse, que la supériorité de l'alimentation au sein réside en partie dans ce fait que le lait de femme, ingéré cru par le nourrisson, possède des diatases encore intactes, diatases qui ont conservé tous leur pouvoir. Le lait est-il au contraire stérilisé? Alors le liquide dont l'enfant se nourrit est privé des ferments détruits par le fait même du surchauffage.

Nous savons aujourd'hui d'une façon certaine que le lait des femelles normales renferme des ferments solubles : M. Béchamp nous a fait connaître l'amylase, M. Dupouy l'anaeroxydase, MM. Marfan et Ch. Gillet la lipase et enfin M. Moro un ferment coagulant la fibrine. La réaction de M. Bordet prouve, de plus, qu'il existe des substances spécifiques dans le lait des diverses espèces animales. Ces faits permettent d'interpréter la façon dont se font les échanges nutritifs chez le nourrisson.

C'est un fait bien acquis que certaines glandes, telles que l'estomac et le pancréas secrètent des ferments qui font subir à la matière alimentaire dans le tube digestif des transformations pour en préparer l'absorption. Nous savons aussi que les métamorphoses plus intimes subies par la substance absorbée sont dues à des ferments solubles qui sont les stimulateurs et les régulateurs des échanges nutritifs. Il est donc permis de supposer que l'utilisation de ces matières, que les métamorphoses subies par elle dans l'organisme sont sous la dépendance d'« enzymes » issus de « sécrétions internes » suivant le mot de Brown-Séquard.

On sait, par ailleurs, que chez le nouveau-né et le nourrisson où l'organisme est en voie de formation active et rapide, les ferments de la digestion, de la nutrition et ceux qui jouent un rôle microbicide et antitoxique sont généralement très peu actifs. Si à cette époque l'alimentation de l'enfant était difficile, l'absence de ferments tendrait à l'accentuer, à en faire une cause presque inévitable de troubles digestifs graves, d'atrophie peut-être, d'athrepsie même. Or l'aliment de l'enfant, dans les premiers mois de la vie, se compose exclusivement de lait, liquide éminemment favorable pour combattre cette insuffisance. Il est en effet de digestion facile et n'exige pas le secours de ferments digestifs bien actifs. De plus, il renferme les ferments stimulateurs et régulateurs de la nutrition que les tissus du nourrisson sont incapables à eux seuls d'élaborer suffisamment.

Les hypothèses précédentes expliquent la grande supériorité de l'allaitement artificiel par un liquide vivant. Si les laits de femme et de vache renferment des ferments solubles différents, ils en contiennent beaucoup aussi d'assez voisins. On voit par là le mal causé par le surchauffage du lait. Bien loin d'être inerte, ce lait, liquide vivant, est, en effet, tué par la pasteurisation et la stérilisation.

L'organisme doit alors assurer à lui seul tout le travail de la digestion ; certains enfants très vigoureux peuvent le fournir et se passer à la rigueur du lait maternel. Chez d'autres, l'absorption du lait de vache stérilisé et dilué n'empêchera pas le développement de s'accomplir, mais ce développement sera insuffisant.

Chez d'autres enfin, débiles ou nés avant terme, l'élaboration des ferments est si faible, qu'elle ne pourra remplacer ceux qu'un lait vivant lui aurait fournis; ils deviennent atrophiques, plus souvent athrepsiques et meurent.

Les résultats de cette alimentation, par un lait profondément altéré, de goût désagréable, et où l'élément vivant est tué, sont donc déplorables.

* * *

En résumé, on peut dire que le lait cru, liquide animal vivant, doit, en cas d'impossibilité d'allaitement maternel, remplacer le lait de la femme : il se recommande en effet à nous par ses propriétés biologiques capables d'agir sur le développement et la santé du nourrisson. Par ses ferments solubles, il est un stimulateur et un régulateur de la nutrition destiné à suppléer à l'insuffisance des sécrétions internes du nouveau-né.

Merveilleux aliment pour l'enfant sain, il est un précieux agent thérapeutique pour le petit malade ; son emploi est particulièrement efficace dans les maladies du tube digestif. Nous montrerons plus loin les résultats cliniques qui ont pu être obtenus déjà, grâce à lui, dans l'allaitement artificiel du nourrisson.

DEUXIÈME PARTIE

LES LAITS EMPLOYÉS

LAIT D'ANESSE

Dans ses *Leçons sur les maladies des enfants*, Ch. West a dit : « Le lait d'ânesse est regardé à bon droit comme le remplaçant le plus convenable de l'aliment naturel de l'enfant; si le prix est un obstacle à son usage permanent, il est pourtant à souhaiter, quand un petit enfant ne peut être allaité au sein, qu'on puisse lui fournir du lait d'ânesse dans les quatre ou cinq premières semaînes. »

Quand on considère la composition quantitative du lait des animaux domestiques utilisés pour l'allaitement artificiel, vache, chèvre, ânesse, on voit que c'est le lait d'ânesse qui se rapproche le plus de celui de la femme. L'observation a d'ailleurs prouvé sa grande digestibilité grâce à son peu de caséine.

⁂

La réputation du lait d'ânesse ne date pas d'hier. Il

est en effet mentionné plusieurs fois à titre de laxatif, dans la collection hippocratique.

Depuis, Brem raconte que ce fut un Juif qui l'introduisit en France. Voici à quelle occasion : « François Ier était très faible ; ses fatigues et ses excès l'avaient réduit à un état de langueur qui s'aggravait tous les jours : les remèdes n'y changeaient rien. On parla alors au roi d'un Juif de Constantinople, qui avait la réputation de guérir ces sortes de maladies.

« François Ier ordonna à son ambassadeur de faire venir à Paris ce docteur israélite à quelque prix que ce fût. Le médecin juif arriva et n'ordonna que du lait d'ânesse : le remède réussit au roi et tous les courtisans s'empressèrent de suivre le même régime. »

Le lait d'ânesse a continué à avoir une réputation méritée qu'il a gardé de nos jours : Le professeur Parrot en obtient de bons résultats pour l'allaitement artificiel des enfants syphilitiques. Il débute à la Nourricerie des Enfants-Assistés avec des chèvres et une seule ânesse ; après avoir reconnu la supériorité de cette dernière, il fait installer à la Nourricerie une étable d'ânesses qu'on faisait têter directement par les petits, particulièrement les syphilitiques.

En 1885, le Dr Wins[1] concluait ainsi : « L'enfant atteint de syphilis héréditaire trouve dans l'allaitement direct au pis de l'ânesse un allaitement des plus satisfaisants.

1. *Allaitement à la Nourricerie des Enfants-Assistés* (Thèse Paris, 1885).

En 1889, dans une brochure parue à Barcelone, Vincta Bellasura dit qu'à défaut de la mère ou d'une nourrice syphilitique, le nouveau-né contagionné doit être mis à l'allaitement animal, chèvre ou ânesse. Il suit pour le régime les préceptes de Parrot.

De son côté, M. Sevestre[1] étudie la question. Il reconnaît ce procédé comme avantageux bien que très coûteux, puisque d'après lui une bonne ânesse ne peut guère nourrir que deux nouveaux-nés.

En 1891, Nicolle, retraçant l'histoire de la Nourricerie des Enfants-Assistés fait un parallèle entre la chèvre et l'ânesse d'ailleurs tout à l'avantage de cette dernière.

Puis vient l'article de Casamayor[2], qui vante les avantages de ce mode d'allaitement artificiel.

A la Maternité, le lait d'ânesse tint aussi sa place : Le professeur Tarnier, après l'avoir expérimenté avec le lait de chèvre, lui donne la supériorité sur ce dernier. Pour lui le lait d'ânesse est supérieur aux autres laits mais pendant les premiers mois seulement.

Actuellement il est très employé en Hollande, où on a créé des établissements qui contiennent 20, 50 et même 80 ânesses pour l'allaitement des enfants en bas âge, et l'on en a dit le plus grand bien.

1. *Études de clinique infantile*, 1889.
2. *Progrès médical*, 18 mars 1899.

COMPOSITION

Des analyses nombreuses ont été faites pour faire connaître la composition du lait d'ânesse. Les résultats ont été très différents ; cela tient aux méthodes employées et aux conditions dans lesquelles se sont trouvés les expérimentateurs.

M. le professeur Gautier, dans sa *Chimie appliquée à la physiologie*, donne les moyennes suivantes :

	Femme.	Anesse.	Vache.	Chèvre.
Densité	1.031,5	1.033	1.031,8	1.032,3
Eau	877	907	865	876
Résidu sec	123	93	135	124
Caséine	19	17	36	37
Beurre	45	15,5	40,5	42
Sucre	53	58	55	40
Mat. ext. et sels	1,8	5	4	5,6

Voici d'après des recherches plus récentes, la composition pour 1.000 du lait d'ânesse :

	Analyses diverses.	Duclaux.	Schlossmann [1].	Michel [2].
Caséine et albuminoïdes	16	13,3	16,25	17,95-17,12
Lactose	60	65,4	49,40	69,45-63,59
Beurre	18	10	1,5 à 6	9,60- 7,70
Sels	5	4,3	4	4,10- 3,80

D'après Beaunis [3], la teneur du lait d'ânesse en ses

1. *Zeitsch. f. phys. Chemie*, XXIII, p. 258.
2. *Bulletin de la société d'obstétrique de Paris*, 15 juin 1890.
3. *Physiologie*, 1888, t. II, p. 206.

différents principes constituants serait la suivante :

Eau	910,12
Matières solides	89,8
Caséine	20,2
Corps gras	12,6
Lactose	57

Féry divise encore les laits en deux groupes :

Dans le premier rentrent ceux riches en lactose, pauvres en caséine (femme et ânesse).

Le second comprend les laits riches en caséine, moins riches en sucre, tels sont ceux de la vache et de la chèvre.

Quoi qu'il en soit de ces chiffres donnés par les différents auteurs, la conclusion qui s'en dégage est celle-ci : le lait de femme est celui dans lequel on rencontre le plus de sucre et le moins de caséine, et le lait d'ânesse par cette même proportion de matières protéiques et de sucre en est très voisin. D'ailleurs, avec les acides, la présure et le suc gastrique, il se comporte comme le lait de femme : il se coagule en très petits grains et sa digestion ne donne pas de résidu nucléinique.

D'après Féry, voici la quantité de caséine contenue dans chaque lait pour 1 litre. On peut voir que les deux premiers ont une proportion très voisine l'un de l'autre.

Lait de femme	10	grammes.
— d'ânesse	12	—
— de vache	30	—
— de chèvre	45	—

Comme on peut le voir, c'est le lait de femme qui en contient le moins et le lait de chèvre en contient le plus.

On sait que le lait d'ânesse ne supporte ni la cuisson ni la stérilisation. A part cette particularité l'action de la chaleur sur le lait d'ânesse est celle commune à tous les laits [1] :

1° La chaleur précipite la margarine qui cristallise par refroidissement;

2° On sait, d'après Arthus, que la chaux est indispensable pour la coagulation de la caséine. Or la chaleur dégage l'acide carbonique et la chaux précipite; l'action du lab-ferment qui coagule la caséine est de ce fait retardée;

3° De plus, d'après Suivinoff, le gaz CO^2 facilite la désassimilation des graisses, leur division et par conséquent leur absorption en granules ténus. Or nous venons de voir que l'ébulition chasse CO^2;

4° Dans le lait d'ânesse existent de l'acide acétique et de l'alcool, qui sont peut-être le résultat de l'action de ferments sur le lait frais. La chaleur arrête cette fermentation; il y a absence de formation d'acide et d'alcool qui peut-être jouent un rôle favorable dans la digestion;

5° Enfin, on peut penser avec Duclaux que ce lait contient des ferments particuliers, bactéries, thyro-

1. Nous tenons à exprimer ici tous nos remerciements à M. Maheu, interne en pharmacie, chef de laboratoire à l'hôpital des Enfants-Malades. C'est à son obligeance que nous devons ces détails.

thrix, etc., nécessaires à la digestion et à l'assimilation de l'émulsion naturelle qu'est le lait et tués par la chaleur. Ce sont « les microbes bienfaisants » de Duclaux.

*
* *

Les avantages du lait d'ânesse sont tirés de sa composition même : sa faible teneur en caséine le rend très facile à digérer; les nouveaux-nés s'assimilent en effet mieux le lait d'ânesse que celui des autres animaux.

Voici, à ce sujet, les résultats obtenus par Parrot à la Nourricerie des Enfants-Assistés[1].

Enfants nourris par la chèvre.	42	Enfants nourris par l'ânesse.	38
Morts	34	Morts	10
Guéris	8	Guéris	28
Mortalité	80,9 0/0	Mortalité	26,3 0/0

A ces résultats, concordant avec les considérations d'ordre chimique, on peut ajouter encore en faveur de l'ânesse qu'elle est facile à manier en raison de sa douceur ; elle est aussi bonne nourrice que la chèvre ; son trayon est même mieux adapté à la bouche de l'enfant que celui de la chèvre.

L'allaitement direct au pis de l'ânesse présente de

1. A. Nicolle, thèse, Paris, 1891.

plus l'avantage de lui faire prendre un lait parfaitement pur et vivant et à température constante.

Ces qualités ont permis à M. Wins[1] de conclure ainsi :

1° L'enfant atteint de syphilis héréditaire trouve dans l'allaitement direct au pis de l'ânesse un allaitement des plus satisfaisants ;

2° Si la chèvre, comme le dit M. le professeur Fournier, est une merveilleuse nourrice, l'ânesse par ce que nous avons pu observer possède la même qualité ;

3° L'allaitement direct au pis de l'ânesse, uni à la médication mercurielle, est à l'hospice des Enfants-Assistés le moyen et le seul moyen de sauver d'une mort presque certaine les enfants nouveau-nés atteints de syphilis héréditaire.

Nous pouvons ajouter que l'ânesse est d'une santé robuste et chez elle la tuberculose spontanée est presque inconnue ; elle est extrêmement réfractaire à la tuberculose expérimentale et parmi ces maladies transmissibles à l'homme elle ne peut être atteinte que de la morve évoluant chez elle à l'état aigu et de l'herpès tonsurant[2].

* * *

Malgré ces qualités très appréciables, au premier rang desquelles nous plaçons son peu de chance de

1. *Allaitement à la Nourricerie des Enfants-Assistés* (Thèse, Paris, 1885).
2. R. Klemm, *Jahrb. für Kinder.*, 1897, vol. XLIII, 369.

devenir tuberculeuse, l'ânesse possède un lait qui restera peu facile à utiliser dans l'allaitement artificiel.

Le premier reproche et le plus sérieux qu'on lui puisse faire, est le prix extrêmement élevé du litre de lait, tenant au petit nombre d'ânesses laitières. Il se vend jusqu'à 5 et 6 francs le litre. L'allaitement d'un enfant nouveau-né pendant les six premiers mois nécessite une dépense d'environ 60 à 80 francs par mois. De plus, d'après M. Sevestre, une bonne ânesse ne peut guère nourrir que deux nouveau-nés. On conçoit aisément que cette dépense soit à la portée de quelques bourses seulement.

Un second grief que l'on puisse faire ici encore, est basé sur la pauvreté extrême du lait d'ânesse en beurre. Son peu de caséine le rend extrêmement digestible et le fait paraître au début très profitable à l'enfant mais en raison de sa faible teneur en matières grasses, on s'aperçoit bientôt qu'il est peu nourrissant.

Enfin, l'ânesse elle-même, à peu près impossible à trouver en ville, est aussi très rare à la campagne, surtout dans certaines contrées.

*
* *

Quoi qu'il en soit, les conditions de succès sont au nombre de deux principales : la bonne alimentation et la traite aseptique. On pourra voir plus loin que pour l'allaitement artificiel par le lait de chèvre et de vache, ce sont aussi les deux capitales.

La nourriture de l'ânesse se compose surtout de fourrage sec ; les bêtes alimentées de fourrage vert, donnent un lait qui provoque chez les nourrissons des diarrhées parfois mortelles (Parrot). On peut ajouter au fourrage sec de l'avoine, du maïs concassé, du son. Les déchets de carottes, de betteraves, de tourteaux, les drèches et l'eau de vaisselle seront écartés de son régime[1].

L'âge de l'ânesse à son influence. On choisira de préférence une ânesse de huit à dix ans, ayant déjà eu plusieurs parts ; elle peut fournir du lait pendant huit à dix mois ; mais elle n'en fournira pas plus de 1 à 2 litres par jour[2].

On n'oubliera pas enfin que ce lait s'altère rapidement et ne supporte pas la cuisson ni la stérilisation. Il doit donc être consommé sur place, aussitôt après la traite.

Il résulte de la pratique acquise que la quantité de lait d'ânesse nécessaire à l'enfant nouveau-né est d'environ un cinquième supérieure à la quantité de lait de femme absorbée au même âge.

*
* *

Von Ranke[3] dit qu'il est particulièrement indiqué

1. Casamayor, *Avantages de l'allaitement artificiel par le lait d'ânesse.* (*Progrès médical*, 18 mars 1899.)

2. Saint-Yves, Ménard, *Des Meilleures conditions d'alimentation des enfants du premier âge en dehors de l'allaitement au sein* (*Rapport à la Société de médecine* et de chirurgie pratiques, 1892).

3. *Ueber Eselmich als saüglingsernährung Münch. med. Woch.*, 1900, n° 19.

chez les enfants atteints de troubles digestifs ; ceux-ci s'en trouvent très bien, probablement en raison du taux peu élevé de la matière grasse. Cette même qualité fait qu'il doit être réservé aux enfants qui n'ont pas dépassé le premier mois et aux nourrissons malades.

Avec M. Wins[1], nous croyons de plus volontiers, qu'il peut rendre des services chez les nourrissons syphilitiques écartant ainsi toute chance de contamination.

Nous ajouterons enfin qu'aujourd'hui les accoucheurs l'ordonnent assez souvent avant la montée du lait.

1. Thèse, Paris, 1885.

LE LAIT DE CHÈVRE

Si au médecin incombe le devoir rigoureux de montrer à la mère que les difficultés de l'allaitement maternel sont surmontables le plus souvent, nous croyons qu'il est cependant des cas où contraint par d'impérieuses nécessités il doit se résoudre à instituer l'allaitement artificiel. Il a alors un devoir social à remplir, c'est à lui que revient le devoir de diminuer la mortalité des nourrissons en vulgarisant de saines notions sur l'allaitement artificiel. La chèvre nous semble être une des nourrices qui inspirera le plus de confiance.

*
* *

Son usage, comme nourrice, ne date pas d'aujourd'hui. Au temps de Montaigne, elle était déjà en honneur et le grand écrivain semble s'être departi un instant de son scepticisme pour en affirmer les bienfaits :

« Il est très ordinaire, autour de chez moi, dit-il, de voir les femmes du village, lorsqu'elles ne peuvent nourrir les enfants de leurs mamelles appeler les chèvres à leurs secours, et j'ai à cette heure deux laquais qui ne tétèrent jamais que huit jours le lait de femme. Ces chèvres sont incontinent duictes à venir allaiter les petits enfants, reconnaissent leur voix quand ils crient et y accourent. Si on leur en présente un autre que leur nourrisson, elles le refusent et l'enfant fait de même d'une autre chèvre. J'en vis un l'autre jour à qui on ôta la sienne, parce que son père ne l'avait empruntée que d'un sien voisin : il ne put jamais s'adonner à l'autre qu'on lui présenta et en mourut, sans doute de faim. »

La chèvre a continué depuis à être en vogue. En 1823, Richard, de Nancy, faisait connaître les bons résultats de l'emploi du lait de chèvre dans les hôpitaux de Lyon. Plus près de nous, M. le professeur Fournier préconisait la chèvre comme sauvegarde des nourrissons syphilitiques.

*
* *

Les analyses anciennes ont fait croire que le lait de chèvre était celui dont la composition s'éloignait le plus de celui de la femme. Voici, en effet, les chiffres qui lui étaient attribués pour 1 litre de lait : matières azotées 38 à 40 grammes (au lieu de 16 grammes chez la femme) ; lactose, 43 grammes (au lieu de 65 grammes) ; 45 grammes de beurre, au lieu de 35 grammes ; 7 grammes de sel, au lieu de 2gr,5. On a fait à ces analyses des reproches mérités, semble-t-il : on a incriminé, à juste titre, leur petit nombre et leur provenance toujours et forcément la même, puisqu'elles ont porté sur le lait des seules chèvres de la Corrèze et du Poitou.

Depuis, dans des analyses faites avec des procédés modernes, M. le professeur Armand Gautier[1] montrait que, par sa densité, le poids de son résidu sec et son beurre, le lait de chèvre était celui qui, à ces points de vue se rapprochait le plus de celui de la femme.

Voici les moyennes établies par lui d'après les observations qu'il a recueillies chez différents auteurs.

	Femme.	Anesse.	Vache.	Chèvre.
	—	—	—	—
Densité	1.031,5	1.033	1.031,8	1.032,3
Eau	877	907	865	876
Résidu sec	123	93	135	124
Caséine	19	17	36	37
Beurre	45	15,5	40,5	42
Sucre	53	58	55	40
Mat. ext. et sels	1,8	5	4	5,6

*
* *

Mais la composition du lait varie beaucoup suivant la race à laquelle on s'adresse. C'est ce qu'a bien montré, dans une communication très intéressante faite

1. *Chimie appliquée à la physiologie.*

au XIIIe Congrès international de Médecine, tenu à Paris en août 1900 le Dr Barbellion, organisateur d'une chèvrerie modèle dans Paris même. L'auteur a su acclimater et sélectionner certaines races qui présentent des différences considérables entre elles. Les chèvres des Pyrénées, de Murcie, de Suisse, de Malte ou des Alpes ont un lait dont la teneur est variable en sucre, beurre, caséine et même en sels.

*
* *

Les proportions des divers éléments du lait varient encore suivant que la chèvre est en état de lactation ancienne ou nouvelle ainsi qu'on le verra dans le tableau (2) fait d'après les analyses de M. Baucher et Dumouthier et reproduit par le Dr Barbellion [1].

1. XIIIe Congrès de médecine, Paris, août 1900.

	GROSSE CHÈVRE des PYRÉNÉES (lactation ancienne)	CHÈVRE de MURCIE (lactation ancienne)	CHÈVRE de MURCIE (lactation nouvelle)	CHÈVRE SUISSE (lactation ancienne)	CHÈVRE SUISSE (lactation nouvelle)	CHÈVRE de MALTE	LAIT provenant de 60 chèvres alpines	ENSEMBLE de la TRAITE	MÉLANGE DES LAITS n° 1 et n° 5 (par moitié)	MÉLANGE DES LAITS n° 3 et n° 5 (proportion de 3 à 2)
Réaction.....	Neutre	Légèrement alcaline	Faiblement alcaline	Neutre	Faiblement alcaline			Neutre		
Densité......	1.031,5	1.032	1.030	1.032,5	1.027	1.033	1.025,3	1.030	1.030	1.028
Résidu sec...	139,75	128,75	129	115,5	100	146,5	102,5	132,5 par litre	120	111,6
Eau.........	891	903	901	917	926	»	»	897,5	908	916
Sels.........	7,50	7,50	7,20	8	6	8,10	7,45	7,85	7	6,48
Partie organique.....	132,22	121,80	121,25	107	94,5	»	»	124,65	113,36	105,42
Beurre	50	36,50	41	26	24	44,83	31,40	39,6	37	30,80
Sucre de lait.	54,02	55,66	47,97	52,78	46,74	46,30	41,50	49	50,38	47,23
Caséine......	27,80	28,40	31,33	28	22,76	36,62	24,10	34,5	25,50	26,18
Lactoprotéine	0,43	0,68	1,50	0,72	1	»	»	1,55	0,70	1,20

*
* *

Par la sélection des races et une nourriture appropriée on pourrait obtenir un lait de chèvre encore plus voisin du lait de femme. M. Barbellion à la suite d'expériences relatées dans la thèse du Dr G. Lefort et faites sur des laits soumis à l'action de l'acide lactique à 2 0/0, de l'acide chlorhydrique, de l'acide acétique, ces acides étant seuls ou associés, est arrivé aux conclusions suivantes [1].

I. *Propriétés du coagulum.* — « Le caillot du lait de chèvre alpine cru forme de très petits flocons légers, mous, très friables et très solubles comme ceux du lait de femme et du lait d'ânesse ;

2° Le caillot du lait de chèvre de Murcie cru présente les mêmes caractères que le précédent ; les flocons sont un peu moins ténus mais ils sont très friables et très solubles.

Pour ces deux derniers laits la cuisson ne change en rien l'aspect du caillot, mais elle diminue sa solubilité.

II. *Digestibilité.* — Ces propriétés du caillot sont encore confirmées par sa très grande digestibilité. Le lait de chèvre soumis à l'action du suc gastrique de chien, de la pepsine associée à l'acide chlorhydrique, de la pancréatine a fourni au Dr Barbellion les résultats suivants [2] :

1. Dr Barbellion, XIIIe Congrès de médecine, Paris, 1900.
2. XIIIe Congrès international de médecine, Paris, août 1900.

« Tandis que les laits de femme, d'ânesse et de chèvre suisse ou alpine donnaient au bout de vingt heures une légère couche crémeuse et un liquide limpide et homogène, le lait de vache (qu'il fut stérilisé,cru ou bouilli) donnait un caillot compact, adhérent, de dissociation difficile ; au bout de soixante heures, le lait de vache stérilisé présentait encore un caillot égal aux trois quarts de la hauteur totale, le lait de vache bouilli égal à la moitié de la hauteur et le lait de vache cru égal au 1/5.

« De plus, les digestions obtenues avec les laits des chèvres alpines ou suisses différaient des digestions artificielles obtenues avec le lait des chèvres de Corse et de Corrèze. Le lait de ces dernières races offrait des caractères de digestibilité bien moins grandes que les premières. »

Ces expériences tendraient à prouver la supériorité du lait de certaines races de chèvres sur le lait de vache et l'équivalence de la digestibilité pour le lait des races en question avec le lait de femme et d'ânesse.

Des esprits sceptiques et toujours hésitants pourront nous objecter que ce ne sont qu'expériences de laboratoire et que celles-ci réalisées *in vitro* sont loin de correspondre à ce qui se passe *in vivo*. Nous leur répondrons que les données fournies par la chimie ont été contrôlées par la clinique:

*
* *

Nous apporterons ici *huit* observations inédites et dues toutes au Dr Triboulet.

Ces observations recueillies froidement et en toute impartialité nous ont paru des plus probantes. Nous les publierons par ordre d'intérêt croissant. Nous ajouterons que cinq sur huit des cures rapportées ici concernent des enfants de médecin. Le contrôle a donc été plus formel.

OBSERVATION I

(1902)

Enfant de neuf mois.

Mère plongée dans une misère morale et physiologique très grande.

L'enfant avait été vu par le Dr Sabouraud, qui désespérait de son état.

Bien que l'enfant présentât une dyspepsie peu accentuée sans entérite, son examen était loin d'être rassurant.

Il avait une peau flasque, plissée, recouverte d'un eczéma un peu suintant.

Il était arrivé péniblement à percer quatre dents.

Ses selles, d'abord grumeleuses, devinrent ensuite glaireuses, puis atteignirent le nombre de cinq à six par jour.

Traitement : Deux doses de lait de chèvre par jour de 150 grammes chaque.

Pour commencer, une dose était administrée coupée d'eau et l'autre pure.

Résultats manifestes : Les selles deviennent mastic, consistantes et prennent la couleur teinte chamois pâle et l'odeur caractéristique du lait de chèvre. Reprise du poids. Poussée dentaire normale. Disparition presque totale de l'eczéma.

OBSERVATION II

(1902)

STAPHYLOCOCCIE

Enfant de médecin.

Staphylococcie par abcès du sein de la mère. L'enfant était littéralement couvert de petits abcès dont le nombre, sans exagération, s'élevait bien à 2 ou 300.

Mis d'abord au lait stérilisé, l'enfant n'en ressentit aucun bien-être et fut bientôt réduit à une cachexie presque ultime.

Le lait d'ânesse, ordonné, ne procura aucune amélioration.

A quatre mois et demi, première et très légère amélioration, puis retour à l'infection staphylococcique, bien que l'intestin allât mieux.

Puis, seconde amélioration, coïncidant avec un traitement mixte constitué par trois doses de lait de chèvre et de la phosphatine.

Pendant dix-sept mois l'enfant continua à prendre de petites doses de lait de chèvre.

Il fut toujours bien supporté et la courbe de poids redevint bonne.

En résumé, la convalescence fut rapide et data de l'administration du lait de chèvre. Il est à noter aussi que le lait stérilisé et le lait d'ânesse étaient restés sans résultat.

OBSERVATION III

(1903)

DYSPEPSIE CHEZ UN ENFANT NOURRI AU LAIT STÉRILISÉ

Enfant de neuf mois. Pas de dents. État gastro-intestinal. Séborrhée. Dyspepsie. Ventre ballonné. Selles glaireuses. Fermentation.

L'enfant est alors sevré et on lui donne un jour une dose, le lendemain deux doses, le surlendemain trois doses de lait coupé dans les proportions suivantes : Lait de chèvre, 90 grammes. Eau bouillie, 25 grammes.

Résultats : Disparition des désordres intestinaux.

Bonne éruption des dents.

Bonne courbe de poids.

Selles mastic, trois en deux jours. Donc très bonne moyenne.

Résumé : L'alimentation au lait de chèvre fut très bien supportée par l'intestin de l'enfant, chez lequel l'ingestion de lait de vache était cause de fermentation.

Le Dr Triboulet affirme que dans ces cas de fermentation par le lait de vache traités ensuite par le lait de chèvre il n'y a pas un insuccès sur 10.

OBSERVATION IV

(Juin 1903)

Enfant André, un mois.

Antécédents héréditaires : Mère a eu de l'albumine. N'en a pas actuellement.

Antécédents collatéraux : Sœur élevée au biberon. Accidents du même genre.

Antécédents personnels : Élevé au sein par sa mère. Troubles entériques, 4 à 5 fois par jour. Eczéma généralisé.

Cet état dure depuis le douzième jour après sa naissance.

Traitement préalable : Nul.

Traitement diététique : Tisane d'orge.

Pour la mère : Régime.

Pour l'enfant : Eau oxygénée.

A l'intérieur : Lait de chèvre pour remplacer une tétée sur deux (un quart de litre par jour).

Amélioration en quinze jours.

Revu à l'âge de quatre mois, l'enfant était superbe. Il continue encore son traitement.

A noter ici le jeune âge de l'enfant, qui tolère cependant le lait de chèvre.

OBSERVATION V

(1904)

DYSPEPSIE CHEZ ENFANT PLUS AGÉ

Enfant de quatre ans.

Antécédents paternels : Arthritisme héréditaire. Dyspepsie.

Antécédents personnels : Enfant de caractère difficile et capricieux.

Dentition très difficile.

Selles glaireuses avec poussées lichénoïdes et érythème formidable.

Régime mixte : Farineux, œufs (très peu, car l'enfant ne les prenait que difficilement); lait de chèvre, 2 doses de 125 grammes, dont le rôle peptique et antifermentescible a été indiscutable.

Enfant va à la campagne passer les vacances de Pâques, mais il ne prend plus de lait de chèvre. Alors reprise des selles glaireuses.

Rentre à Paris, remis au lait de chèvre, alors disparition de la fermentation intestinale.

Résumé : Il ressort de cette observation que le lait de chèvre est un bon auxiliaire de la nutrition chez les dyspeptiques à fermentation intestinale et digestion difficile.

OBSERVATION VI

(1904)

INTOLÉRANCE RELATIVE DU LAIT DE FEMME

Enfant de trois mois et demi.

L'enfant supportait mal le lait de sa mère, avait des vomissements et des régurgitations. Il fut alors mis au sein d'une nourrice. Il avait encore des vomissements, des régurgitations et des selles glaireuses au nombre de trois à cinq.

Sa courbe de poids s'élevait très péniblement.

Mis au lait de chèvre alternant avec les tétées (un jour deux, un jour trois prises de lait de chèvre coupé d'eau).

Résultats : Disparition des désordres intestinaux. Selles jaune mastic. Bonne courbe de poids. En quinze jours l'enfant rattrape le temps perdu et arrive à la normale.

A cinq mois, pneumonie. Guérison. Suivant le grand désir de sa mère, l'enfant est remis au lait de chèvre.

Avec le lait de la nourrice, l'enfant avait des selles glaireuses. Avec le lait de chèvre les selles sont bonnes.

Aujourd'hui allaitement mixte : nourrice et chèvre se complétant très bien l'une et l'autre.

OBSERVATION VII

(1904)

Enfant de cinq mois.

Nourri au sein par sa mère. Insuffisance du lait de la mère.

Mis alors au lait de vache stérilisé, qui n'est pas plus toléré que le lait de vache cru.

A profité pendant deux mois avec usage exclusif du lait de chèvre, deux fois cru et une fois bouilli. Progresse en ralentissant de plus en plus, puis stagnation du poids. Alors l'enfant est mis au régime mixte :

Deux doses de lait de chèvre et farines lactées. Œufs.

Alors augmentation de poids.

Selles deviennent mastic et couleur chamois.

Il ressort de cette observation et d'autres faites au jour le jour par le Dr Triboulet dans sa clientèle que chez les enfants arthritiques le lait de chèvre est ce qu'on peut donner de meilleur (Triboulet).

OBSERVATION VIII

(1904)

REMARQUABLE INTOLÉRANCE DU LAIT DE FEMME

Enfant de quatre mois.

Nourri par sa mère. La mère avait remarqué, suivant son expression, « que son lait empoisonnait son enfant ».

Dix selles glaireuses par jour. Diarrhée. Mis au sein d'une première nourrice, l'enfant ne modifie pas son état intestinal.

Une deuxième nourrice ne donne pas de meilleurs résultats, ce qui décide le père à nourrir l'enfant avec le lait de la mère alternant avec des biberons de lait stérilisé.

Alors apparition d'une entérite à marche rapide conduisant l'enfant à une athrepsie complète.

Mars 1904 : Début du traitement : D'abord eau de riz concentrée et diète. Puis képhyr de lait de chèvre.

Pendant quinze à vingt jours l'enfant prend deux tétées de sa mère et deux doses de moitié képhyr de lait de chèvre et moitié eau de riz concentrée. En supplément l'enfant prend une dose de lait de chèvre cru coupé d'un quart d'eau de riz bouillie.

Pendant quinze à vingt jours l'état reste stationnaire. Cependant il y avait une moyenne de quatre selles glaireuses, et la courbe du poids donne environ une moyenne de 10 grammes par jour.

Quand les selles furent moins fréquentes on donna plus de lait de chèvre (trois doses) et deux de képhyr de lait de chèvre.

Alors l'enfant présente une amélioration manifeste mais il y a stagnation de poids.

Au bout de six à sept semaines suppression du képhyr, alors lait de chèvre et eau bouillie.

A ce moment, les parents croyant bien faire donnent, sans consulter leur médecin, de un litre à 1.200 grammes de lait.

La courbe augmente alors dans des proportions effrayantes.

Il y a quatre selles normales, ce qui prouve que l'enfant supportait cependant très bien cette forte dose. L'enfant avait des selles trop nombreuses mais sans accident pathologique.

Le résultat est magnifique et persistant[1].

1. Chez les athrepsiques le Dr Triboulet n'a pas constaté de résultat notable. Il semble être à peu près le même qu'avec le lait stérilisé. Les selles redevenaient normales, mais l'enfant mourait cependant.

Dans toutes ces observations le lait a toujours été employé cru, sauf à de rares exceptions près où il a été nécessaire de faire bouillir ce qui restait du lait non consommé afin de le mettre à l'abri de la fermentation.

De son côté, M. Boissard, accoucheur à l'hôpital Tenon, a fait des recherches dans son service. L'auteur a donné son opinion à ce sujet dans le *Journal des Praticiens* (30 mai 1900) : *De l'alimentation des nouveau-nés par le lait de chèvre :*

« Estimant qu'il y aurait une coupable légèreté à bannir d'emblée et sans autre forme de procès ce mode d'alimentation nous avons essayé dans notre service à la Maternité de Tenon le lait de chèvre, et ce sont les résultats obtenus que nous venons exposer dans ces quelques lignes qui fixeront l'attention sur ce mode d'alimentation, appelé, croyons-nous, à rendre des services au point de vue de l'hygiène des nourrissons. C'est inimaginable combien notre époque, qui passe pour une époque d'indépendance et de libre examen, est sensible à l'ostracisme prononcé par une voix autorisée.

Il semble aujourd'hui difficile de ne pas accepter comme d'indiscutables vérités, des formules tombées de la bouche de certains oracles ; il y a comme une religion scientifique d'État.

« En 1880, c'est-à-dire il y a vingt ans, Tarnier adoptant les formules de ses prédécesseurs affirmait que le lait de chèvre ne convenait pas aux nouveau-nés ; employé pur ou coupé, il n'en a obtenu de bons résultats ni dans l'un ni dans l'autre cas ; du coup l'emploi du lait de chèvre était rejeté de l'alimentation des nouveau-nés ; pour notre part nous pensons qu'il y a lieu de revenir sur ce jugement qui n'a pu être porté par un auteur de bonne foi et un observateur de la valeur de Tarnier qu'en raison des conditions défectueuses de l'expérimentation ; d'où provenait le lait de chèvre employé ? Quelles espèces caprines fournissaient le lait ? Quelles étaient les conditions dans lesquelles se faisait la traite des chèvres ? Quel était enfin le mode d'alimentation des chèvres ? On connaît actuellement l'importance capitale de ces questions dont la solution peut expliquer les succès qu'on est en droit d'attendre aujourd'hui de l'usage du lait de chèvre pour l'alimentation des nouveau-nés.

. . . .

« Une partie des préventions (existant contre le lait de chèvre) était justifiée par les conditions défavorables où se trouvaient les chèvres laitières ; leur alimentation était défectueuse ou insuffisante ; la traite se faisait sans précaution et sans propreté, enfin le lait était renfermé dans des flacons mal lavés ou mal bouchés ; on connaît toutes les heureuses modifications qui ont été apportées de ce côté-là et chacun sait les beaux résultats qui sont obtenus aujourd'hui pour le lait de vache.

« Il y a cependant une critique qui a été justement adressée au lait de chèvre ; nous voulons parler de son odeur particulière et de la variabilité extrême de sa composition, quant à sa teneur en beurre et en caséine.

« L'odeur du lait de chèvre est en rapport avec le mode d'alimentation des chèvres, avec la *sélection des espèces* et le croisement des races ; le lait que nous avons expérimenté provenait des chèvres alpines ou murciennes ; frais, il n'a pas d'odeur ; c'est même là un moyen précieux pour reconnaître avec certitude la qualité du lait et sa provenance ; au contraire, le lait provenant des chèvres non sélectionnées présente une odeur *sui generis*.

« Quant à la variabilité de la composition du lait de chèvre elle est incontestable, mais il est facile de constater que cette variabilité est en rapport avec la race de la chèvre et avec l'époque du part ; en s'adressant à telle ou telle race on pourra donc avoir un lait plus ou moins riche en beurre et en caséine ; enfin le lait de chèvre est extrêmement riche en phosphates, ce qui a son importance au point de vue de l'évolution dentaire et de la formation du système osseux.

. . . .

« Le lait de chèvres que nous avons expérimenté, c'est-à-dire après sélection des races, traite aseptique et usage de carafes propres et bien bouchées, nous paraît offrir trois avantages d'une valeur incontestable ; *la possibilité d'avoir un lait absolument frais et vivant, n'ayant subi aucune modification par des chauffes successives ou par la stérilisation, aucune altération par un voyage prolongé ;* on sait qu'une grande partie du lait de vache consommé à Paris provient de vacheries distantes de 80 et 100 kilomètres ; *au contraire par le lait de chèvre il sera facile de faire la traite à domicile en transportant dans des voitures spéciales les chèvres laitières ; de toute façon la traite ayant lieu dans les chèvreries parisiennes, le lait pourra toujours être consommé frais.*

« En second lieu, *la chèvre étant* absolument réfractaire au bacille *de Koch, il n'y aura aucune crainte de la transmission de la tuberculose en donnant le lait cru,* c'est-à-dire *à peine réchauffé, et ce point nous paraît d'une importance capitale en ce temps de lutte contre la tuberculose;* enfin, ces résultats fournis par l'expérimentation (digestions artificielles par la gastérine) démontrent *l'extrême digestibilité de ce lait comparable à celle présentée par le lait de femme ;* ces expériences feront du reste l'objet d'une communication ultérieure.

. . . .

« Nous ajoutons que, pour que les résultats soient satisfaisants, il est de nécessité absolue que la récolte, la traite et la distribution du lait soient faites dans des conditions irréprochables.

. . . .

« Le lait de chèvre que nous avons employé, était donné soit dans le service sauf à des tout nouveau-nés, soit à notre consultation externe de nourrissons, c'est-à-dire à des enfants âgés de quelques mois ; chez les premiers comme chez les seconds le lait donné non coupé était bien supporté ; outre l'augmentation du poids les garde-robes ne présentèrent pas d'odeur ; leur coloration seule nous a paru un peu particulière, s'éloignant du type bouton d'or ou œufs brouillés, pour se rapprocher de l'aspect d'un potage à la farine de maïs ; deux fois nous avons donné du lait de chèvre à des enfants syphilitiques, que ne pouvait alimenter leur mère et nous pensons qu'en pareil cas l'usage du lait de chèvre pourra rendre des services.

« Actuellement nos recherches cliniques sont encore trop récentes et trop limitées pour nous permettre de porter un jugement ferme et définitif sur ce mode d'alimentation; mais nous croyons pouvoir déjà affirmer que l'emploi du lait de chèvre sera un adjuvant précieux dans l'alimentation des nouveau-nés sous la réserve que ce lait, provenant de races caprines sélectionnées, sera donné avec les précautions de la plus minutieuse propreté et fourni dans les conditions de célérité et de fraîcheur qu'il sera facile d'obtenir. »

* * *

Nous avons tenu à rapporter ici cette longue citation du Dr Boissard, car elle nous a semblé bien montrer avec le résultat d'expériences rigoureuses, les indications du lait de chèvre, quelques-unes de ses conditions de succès et ses avantages.

On peut encore ajouter, en sa faveur, la modicité de son prix de revient. La taille de la chèvre est petite, ses trayons faciles à prendre. Sobriété, douceur et propreté sont des qualités qui lui attirent vite la sympathie et justifient les prevenances dont on l'entoure.

D'autre part et contrairement aux idées admises, la chèvre a une lactation abondante et de longue durée ; elle donne du lait en toute saison.

Parmi les nombreuses races la meilleure semble être, quand on peut se la procurer, la chèvre cachemirienne. Sa tête est dépourvue de cornes, et sa robe distinguée est formée de longs poils blancs et serrés. Enfin elle n'exhale pas la mauvaise odeur qui attire un juste reproche à la plupart des laitières de l'espèce caprine.

Il semble enfin, bien qu'on ait signalé quelques cas de tuberculose chez la chèvre, qu'elle offre à ce point de vue une très grande sécurité. Est-ce sa vie au grand air passée à cueillir au flanc des monts les brindilles des arbustes sauvages, qui lui a donné sa résistance toute spéciale au bacille de Koch ? Peut-être ! Quoiqu'il en soit, on ne peut nier que c'est là un apanage de sa race, et la chèvre domestiquée s'accommode parfaitement du séjour de Paris. A la chèvrerie du Dr Barbellion, au Val-Girard, où les étables réunissent plus de cent chèvres de toutes les espèces il n'y a pas eu un cas de tuberculose.

* * *

Quels sont donc les griefs qu'on a pu invoquer contre elle ?

Un préjugé vulgaire, assez répandu, veut que son lait énerve les enfants, leur donne un caractère difficile. Est-ce l'humeur fantasque et les bonds capricieux de nos cabris qui ont accrédité cette légende ? Nous l'ignorons. Quoi qu'il en soit, c'est bien véritablement une légende. Nous tenons de source certaine et très autorisée que les nourrissons soumis à ce mode d'allaitement ne présentent « ni agitation, ni nervosité et leur sommeil est très calme ».

On a reproché encore à l'animal et à son lait d'avoir une odeur *sui generis* très pénétrante. Nous avons dit plus haut que certaines races seules présentaient cet inconvénient. Nous ajouterons qu'on peut y remédier, sinon d'une façon absolue au moins en partie, par les soins d'une propreté rigoureuse.

*
* *

Alimentation. — Toutes les qualités qui font de la chèvre une bonne nourrice seront encore accrues par une alimentation rationnelle peu variable mais très étudiée.

Le fourrage sec forme la base de leur nourriture. Il consiste tantôt en regain de luzerne sèche, tantôt en foin sec. On donne aussi aux animaux du maïs en grain mélangé avec du son, puis des betteraves fraîches qui donnent au lait un goût léger et sucré.

La boisson est composée d'eau blanchie avec une poignée de recoupes (remoulage, farines, etc.). Quelques grammes de sel gemme tiennent l'animal en appétit et favorisent sa digestion.

Si on utilise les débris d'herbe provenant du ménage on évitera d'y laisser le céleri, l'oseille et, en général, les substances qui peuvent communiquer au lait un goût désagréable ou des propriétés nuisibles. Le fourrage vert est tenu soigneusement éloigné du ratelier, car le lait ainsi fourni donne la diarrhée aux enfants.

A cette alimentation viennent s'ajouter encore comme gages de succès la traite aseptique et la propreté la plus rigoureuse possible. Le pis de la chèvre est en effet lavé avec une solution antiseptique, puis ensuite à l'eau boriquée et enfin à l'eau bouillie.

Les mains du trayeur sont lavées et désinfectées soigneusement par les mêmes procédés antiseptiques. Enfin, on laisse s'écouler pendant quelques secondes le lait provenant du début de la traite, afin d'éviter les chances d'infection par les microbes retenus à l'origine des canaux galactophores.

La chèvre elle-même sera brossée et étrillée soigneusement matin et soir.

***

En résumé, nous pouvons dire que le lait de chèvre, assez facile à se procurer aujourd'hui, rend les plus grands services dans l'allaitement artificiel. Le Dr Raimondi qui l'a employé indistinctement chez des nourrissons bien portants, chez des nourrissons malades ou convalescents d'entérite, de gastro-entérite, de broncho-pneumonie, de grippe, a eu des succès presque constants. Les échecs rares ont été dus à ce que les mères, malgré l'avis du médecin, voulaient augmenter la dose ordonnée.

Moins fermentescible que le lait de vache, qui « tourne » d'ailleurs plus vite que lui, nous le prescrirons cru, vivant, légèrement sucré, persuadés avec le Dr Triboulet qu'il est « un complément merveilleux des nourrices médiocres ».

Nous croyons que grâce à sa valeur alimentaire, aux qualités de nourrice de la chèvre, aux facilités devenues très grandes aujourd'hui de se le procurer par une traite aseptique, son usage répandu sera d'un grand bénéfice dans l'allaitement artificiel des enfants des villes.

LE LAIT DE VACHE

En raison de la facilité très grande avec laquelle on peut se le procurer et grâce à son prix de revient peu élevé, le lait de vache incontestablement est le plus employé aujourd'hui, et, après le lait d'ânesse, celui qui se rapproche le plus du lait de femme.

Un grand nombre de procédés ont été préconisés afin de le rendre facile à digérer et de l'obtenir plus aseptique. Les nombreux travaux récents sur les ferments, bien que n'étant pas encore absolument précisés, « mettent en jeu un facteur de l'importance la plus grande; leur valeur sera bientôt rendue plus évidente et leur rôle sera certainement considérable dans l'allaitement artificiel. » (Dr RAIMONDI.)

A l'heure actuelle, on emploie le lait de vache, soit vivant ou cru, soit bouilli, pasteurisé ou stérilisé. On a bien aussi fabriqué des laits oxygénés, condensés, etc., dont l'usage chez le nourrisson est plus rare et dont on ne peut guère discuter aujourd'hui la valeur, car leur expérimentation est encore insuffisante.

Nous essaierons de montrer ici la valeur nutritive réelle du lait de vache employé vivant, dont la force réside dans l'intégrité des zymases et des autres éléments qu'il contient.

Après avoir donné rapidement sa composition, nous dirons les cas dans lesquels il a été employé et préciserons ses indications; nous donnerons les résultats des essais fondamentaux faits chez l'enfant à l'état de santé et à l'état de maladie.

Nous ferons alors l'étude de ses avantages qui l'emportent, à notre avis, sur les dangers ou inconvénients qu'il peut offrir.

Enfin nous indiquerons les conditions de succès de son emploi dans l'allaitement artificiel ; elles résident surtout dans l'alimentation rationelle de la vache laitière et la traite aseptique.

COMPOSITION DU LAIT

Les éléments qui constituent le lait sont : l'eau; une matière albuminoïde; la caséine; une matière grasse : le beurre; un sucre : le sucre de lait ou lactose; des sels solubles et insolubles.

La teneur des divers éléments contenus dans le lait de vache a pu être comparée à celle du lait de femme, de chèvre et d'ânesse. En voici les proportions[1] :

1. M. Marfan, *Allaitement*, p. 17.
D'après les analyses de A. Gautier, Féry, Gautrelet, Guiraud, Pfeiffer, Ch. Michel, Camerer et Söldner.

POUR 1,000	LAIT DE FEMME	LAIT DE VACHE	LAIT DE CHÈVRE	LAIT D'ANESSE
Caséine et albuminoïdes...	16	33	38	16
Lactose....................	65	55	43	60
Beurre.....................	35	37	45	18
Sels.......................	2,5	6	7	5
Densité à + 15°...........	1,032	1,033	1,034	1,033

Certains auteurs signalent encore l'albumine dans le lait. Pour eux l'albumine serait la matière azotée précipitable par certains réactifs ou coagulable par la chaleur et contenue dans le petit lait. Il est beaucoup plus probable que cette matière azotée n'est autre chose que de la caséine qui a échappé à la première coagulation[1].

Le précédent tableau montre que les laits de femme, de vache, de chèvre et d'ânesse ont des compositions assez différentes.

La proportion du beurre par exemple contenue dans le lait de femme est plus faible que celle du lait de vache et du lait de chèvre. La proportion de matière azotée diffère beaucoup : dans le premier, elle n'est guère que la moitié de celle contenue dans les deux autres. Le lait d'ânesse, au contraire, se rapproche beaucoup du lait de femme par sa teneur en caséine, mais sans s'éloigner, au contraire, par sa proportion de beurre qui est presque trois fois moindre.

De plus, il faut tenir compte des teneurs respectives

1. A. Williers et Eug. Collin, *Altération et falsification des substances alimentaires.*

des diverses matières azotées des laits en caséine et en albumine. D'après des recherches originales (DUCLAUX, P. DIFFLOTH), on peut croire que le lait de femme contient proportionnellement peu de caséine et beaucoup d'albumine contrairement à ce qu'on trouve dans le lait de vache.

Il est d'ailleurs peu rationnel de chercher à comparer le lait des différents animaux, telles que vache, chèvre et ânesse, à celui de la femme dont la composition est essentiellement variable.

Voici le résultat de sept analyses de lait de femme qui donne pour chacune d'elles la teneur en beurre. On peut voir combien elle diffère avec chaque analyse.

LAITS DE FEMME[1]

	Beurre par litre.	Dates.
Lait de 3 mois 12 jours...	24 grammes.	25 mai 1904
— 2 — 8 — ..	23 —	25 —
— 1 —	25 —	25 —
— âge inconnu.........	19 —	27 —
— —	26 —	27 —
— —	47 —	27 —
— —	19 —	27 —

Il en est de même d'ailleurs des autres éléments. L'analyse complète de deux laits de femme que nous rapportons ici en est la preuve :

1. Nous devons ces analyses à M. Roussel, docteur en pharmacie de l'Université de Paris, chimiste essayeur diplômé. Nous tenons à lui offrir ici nos très vifs remerciements.

27 MAI 1904

	N° 1.	N° 2.
Densité	1.033	1.028
Réaction	neutre	neutre
Extrait à 95	106,7	126
Beurre	19	47
Lactose	32	49
Sels	1,5	1,75
Caséine	54,2	28,25

Ces analyses nous montrent que la composition varie avec chaque nourrice et dans de fortes proportions (la caséine, par exemple, est dans un cas de 54^{gr},2 et dans l'autre de 28^{gr},25). On peut en déduire qu'il serait prudent de ne jamais mettre un enfant au sein avant d'avoir fait analyser le lait de sa nourrice.

Voici les résultats de plusieurs analyses de cendres de lait de vache. Ils présentent de grands différences : elles sont dues plus peut-être à l'interprétation des résultats qu'à la variation réelle de la composition des matières contenues dans le lait.

CENDRES DU LAIT DE VACHE (POUR 1 LITRE)

	Haidlen	Filhol et Joly
Chlorure de potassium	0,34	0,81
Chlorure de sodium	1,83	3,41
Phosphate de chaux	3,44	3,87
Phosphate de magnésie	0,64	0,87
Phosphate de fer	0,07	traces
Carbonate de soude	»	»
Soude de lactate	0,45	»
Fluorure de calcium	»	»
Sulfate et silicate de potasse	»	»

D'ailleurs, si l'on peut donner des analyses représentant des moyennes, on ne doit pas ignorer combien la composition du lait est variable. Elle diffère en effet pendant la traite, suivant l'heure même de la traite, elle n'est plus la même suivant le trayon auquel celle-ci a été effectuée. N'oublions pas enfin que la richesse du lait et surtout sa proportion en beurre diffèrent très notablement suivant l'individualité, la race des vaches laitières et la nourriture qui leur est donnée.

La proportion du beurre peut en effet varier dans des limites assez étendues suivant la partie de la traite analysée, la première contient beaucoup moins de beurre que la dernière.

Nous rapportons ici quelques résultats d'analyses dus à M. Lajoux et recueillis dans l'ouvrage de MM. A. Villiers et Eug. Collin[1].

TRAYON DROIT ANTÉRIEUR

POUR UN LITRE	EXTRAIT A 95°	BEURRE	SUCRE DE LAIT	MATIÈRES albuminoïdes	SELS
	Grammes.	Grammes.	Grammes.	Grammes.	Grammes.
Première portion de la traite.....	100,00	11,90	51,31	31,69	5,10
Milieu de la traite.	116,50	21,30	53,38	36,22	5,60
Dernières portions	113,10	43,10	51,31	33,69	5,30
Moyenne......	116,53	25,43	52,00	33,76	5,33

1. *Altérations et falsifications des substances alimentaires.*

Ils montrent aussi un fait peu connu, à savoir que le lait peut varier d'une manière très marquée suivant le trayon auquel la mulsion a été effectuée.

TRAYON DROIT POSTÉRIEUR

POUR UN LITRE	EXTRAIT à 95°	BEURRE	SUCRE DE LAIT	MATIÈRES albuminoïdes	SELS
	Grammes.	Grammes.	Grammes.	Grammes.	Grammes.
Première portion de la traite.....	106,80	12,30	51,10	37,60	5,80
Milieu de la traite.	126,10	31,70	51,78	36,52	7,10
Dernières portions	145,00	54,20	52,47	31,53	6,80
Moyenne.......	125,96	32,73	51,78	34,88	6,56

Voici encore deux analyses, qui montreront les variations du lait présentées par les mêmes portions de la traite prélevées aux quatre trayons d'une vache.

25 JUIN, COMMENCEMENT DE LA TRAITE

POUR UN LITRE	EXTRAIT à 95°	BEURRE	SUCRE DE LAIT	MATIÈRES albuminoïdes	SELS
	Grammes.	Grammes.	Grammes.	Grammes.	Grammes.
Pis droit antérieur.	102,10	16,80	42,89	35,61	6,80
— postérieur.	104,80	13,10	49,05	37,05	5,60
Pis gauche antérieur...........	96,40	12,80	43,34	33,66	6,60
Pis gauche postérieur...........	102,50	7,94	53,38	35,48	5,70
Moyenne......	101,45	12,66	47,16	35,45	6,17

3 JUILLET, MÊME VACHE. COMMENCEMENT DE LA TRAITE

POUR UN LITRE	EXTRAIT À 95°	BEURRE	SUCRE DE LAIT	MATIÈRES albuminoïdes	SELS
	Grammes.	Grammes.	Grammes.	Grammes.	Grammes.
Pis droit antérieur	100,00	11,90	51,31	31,69	5,10
— postérieur	106,80	12,30	51,10	37,60	5,80
Pis gauche antérieur	103,30	8,80	43,34	44,56	6,60
Pis gauche postérieur	103,20	9,50	50,85	36,75	6,10
Moyenne	103,32	10,62	49,15	37,65	5,90

Un vétérinaire danois, M. Hegelund, a déterminé le procédé de traite le plus rationnel et le plus fructueux, dont les opérations principales ont été reproduites par M. Diffloth[1].

Ce procédé est avantageux pour le rendement qui peut ainsi atteindre en plus un huitième, un sixième du lait obtenu ordinairement.

On augmente ainsi la sécrétion lactée et, de plus, on obtient les dernières portions du lait toujours plus riches en matière grasse que celles du début de la traite.

L'augmentation de matière grasse des dernières parties de la traite peut atteindre 2 0/0 à 2,5 0/0 comparativement au lait obtenu au début de la mulsion (P. Diffloth). Le tableau suivant dû à Boussingault résume l'analyse de six échantillons pris du début à la fin de la traite.

1. *Bovidés*, p. 102.

	I	II	III	IV	V	VI
Matières grasses p. 100.	1,7	1,76	2,10	2,54	3,14	4,08
Matières sèches p. 100.	10,47	10,75	10,85	11,23	11,63	12,67

L'heure de la mulsion a aussi son influence bien marquée sur la composition du lait. Le lait du matin est plus pauvre en beurre, celui du milieu de la journée donne le chiffre le plus élevé. Voici les analyses de M. Féry [1], correspondant à 25 analyses de lait fourni par sept vaches de race hollandaise soumises à une alimentation normale et traites à fond.

	Beurre.	Sucre de lait.	Caséine.	Cendres.	Matières fixes.
	—	—	—	—	—
Lait du matin....	25,00	52,10	27,20	6,66	114,40
Lait de midi.....	47,20	53,20	27,20	5,70	135,30
Lait du soir......	36,30	52,24	29,60	6,53	126,23

Nous avons vu quelle influence la traite pouvait avoir sur le lait au point de vue quantitatif et qualitatif, mais il est encore bien d'autres facteurs qui entrent en jeu. Les principaux sont l'âge de la vache, le milieu dans lequel elle vit, la race à laquelle elle appartient et surtout l'alimentation qui lui est donnée.

La quantité de lait augmente d'abord avec l'âge de la vache, puis diminue ensuite. Le maximum de la production est généralement atteint entre le quatrième et le sixième part, soit vers la sixième ou huitième année. (P. Diffloth.)

Les conditions de milieu jouent un rôle incontes-

1. *Moniteur scientifique de Quesneville* (janvier-février 1891).

table sur la sécrétion lactée. Les climats humides, le voisinage de la mer favorisent la production du lait. Les pertes d'eau éliminées par l'organisme étant moins considérables fournissent un lait qui contient une proportion élevée d'eau. Les variétés bovines réputées comme laitières habitent les régions baignées par la Manche, la mer du Nord ou les pays à grands lacs : Suisse, Auvergne ; par contre, en Provence, en Espagne, en Algérie, la production laitière est faible [1].

*
* *

La race des animaux qui fournissent le lait en fait varier la composition, notamment en beurre [2].

Les variations qualitatives du lait sont encore soumises à diverses autres influences.

Si la vache travaille, la teneur en graisse diminue ; la proportion de caséine et de lactose, aussi.

Pendant la période du rut, le lait présente une odeur spéciale, son altération est rapide. Il peut causer des diarrhées chez l'enfant. (Diffloth.)

L'acide phosphorique, le beurre, le lactose diminuent légèrement du commencement à la fin de la

1. P. Diffloth, *Bovidés*.

2. Par ordre de richesse décroissante, on peut citer la race normande, puis les vaches de race bretonne, suisse, danoise et, enfin, les vaches de race hollandaise. Celles-ci donnent généralement le lait le plus pauvre. Le volume du lait suit d'ailleurs une variation inverse : les vaches normandes, bretonnes et flamandes donnent de 10 à 20 litres ; les hollandaises, généralement plus de 20.

lactation. Par conséquent, cette pratique très répandue de prendre toujours le lait de la même vache dans l'allaitement artificiel est loin d'être recommandable.

Durant la gestation le taux de la matière grasse et de l'acide phosphorique diminue du commencement à la fin, le taux de la caséine s'élève. Cependant, des expériences de Weber tendraient à prouver que la gestation diminue la quantité du lait qui est plus riche en éléments nutritifs.

La castration des vaches elle-même a été fort préconisée, ces temps derniers ; elle fait diminuer brusquement la proportion de lactose de plus de 1/5e, mais la teneur du lait redevient normale trois ou quatre mois après l'opération. Les modifications apportées par la castration dans la composition du lait relativement aux matières grasses, azotées, etc., sont loin d'être nettement définies, et les résultats obtenus sont discordants (Cornevin, Mailhet). De plus, cette mutilation de l'animal l'éloigne tellement de l'état naturel qu'il ne semble pas *a priori* qu'on doive y avoir recours.

Il est un autre facteur qui permet d'obtenir d'une façon beaucoup plus rationnelle et plus logique des variations dans la composition du lait.

Nous voulons parler de l'alimentation dont la nature fait varier considérablement la constitution chimique du lait. Nous sommes bien persuadés que l'influence de l'alimentation sur la sécrétion lactée est un fait à incontestable. Elle s'affirme d'ailleurs chaque jour davantage à mesure que des expériences précises s'établissent à ce sujet.

Le régime alimentaire adopté peut en effet modifier :

1° La qualité du lait ;

2° La teneur en principes nutritifs ;

3° La composition même des divers éléments constitutifs : matière grasse, matière azotée, matière hydrocarbonée, sels minéraux.

I

QUALITÉ DU LAIT

On sait depuis longtemps que la mamelle joue le rôle d'émonctoire ; les principes essentiels des substances nutritives passent directement dans le lait, et tous les agriculteurs savent que le lait prend même une odeur et un goût spécial après l'ingestion par la vache de plantes de la famille des aliacées, des ombellifères, etc. Ces considérations prennent toute leur valeur, si nous arrivons à l'examen des conditions spéciales de l'alimentation introduites par l'usage des résidus industriels.

Pour remédier à la crise économique qui sévit sur la production agricole, le cultivateur a été amené à utiliser des résidus industriels, pulpes, drèches, tourteaux, livrant la matière azotée à meilleur compte. Il importe d'établir nettement le rôle néfaste joué par ces nouveaux procédés dans la production générale. Des expériences précises ont en effet démontré la nocivité du lait obtenu avec des drèches. (P. Diffloth.)

M. Arloing, étudiant les bactéries qui président à la fermentation des pulpes, a pu isoler les bacilles $\alpha, \beta, \gamma, \delta$, susceptibles d'occasionner chez les animaux la maladie de la pulpe, de déterminer de la phlogose de la muqueuse digestive, un état paralytique des vaso-moteurs suivi d'exosmose intestinale, de diarrhée, d'épanchement dans les séreuses montrant que les toxines sécrétées peuvent altérer profondément l'innervation cardiaque ou vaso-motrice, amener l'hypersécrétion intestinale, produire même une action convulsivante. On peut se faire une idée exacte d'un lait sécrété par un organisme dans un tel état de désorganisation pathologique.

Cependant, la simple logique indique suffisamment, qu'une alimentation capable de produire dans un organisme une maladie aussi caractérisée que l'ostéomalacie ou la maladie de la pulpe, ou l'exanthème des pulpes, devait concourir à la formation d'un lait soit dépourvu de sels calcaires, soit susceptible de déterminer de graves infections.

Mais il y a plus : « Afin d'augmenter encore la sécrétion lactée, les cultivateurs donnent les pulpes, les drèches à l'état tiède. Les animaux, flattés par la saveur alcoolique du produit et l'élévation de température, consomment facilement des quantités élevées de ces résidus. Il faudrait vraiment être de parti pris pour prétendre que les 15 à 25 litres de lait obtenus ainsi à l'aide de vaches flamandes, normandes, hollandaises épuisées par des gestations multiples, maintenues volontairement dans une étable chaude, obscure, mal aérée et alimentées à l'aide de pulpes de drèches, se rapprochent de la sécrétion lactée d'une vache jeune, saine, ayant reçu une alimentation normale [1]. »

Les produits les plus naturels peuvent même influencer le lait relativement à sa couleur, sa saveur, son autoacidification, l'action de sa présure.

La couleur du lait, qui varie avec les races et l'époque de la mise-bas et surtout l'alimentation, est une considération qui a bien sa valeur [2].

D'une manière générale les laits jaunes sont riches en beurre et surtout en oléine, d'un goût savoureux, la crème monte vite et donne un beurre fin. Les laits blancs sont *riches en caséine*, pauvres en matière grasse, la crème monte lentement et donne un beurre blanc, peu aromatique.

On conçoit l'intérêt de ces considérations étant donné que la teneur en oléine et la nature du caséum influent sur la digestibilité du lait [3].

1. A. Diffloth, *l'Allaitement artificiel* (*Presse médicale*, 17-2 février 1904).

2. L'alimentation exerce à ce point de vue une action sensible, les herbes, le foin des prairies naturelles donnent un lait jaune, la luzerne produit un lait blanc. Parmi les racines le panais, la carotte renforcent la teinte jaune du lait, la betterave produit un lait blanc, l'orge, le maïs, le tourteau de lin sont recherchés pour la couleur jaune du lait obtenu, le son de blé donne un lait blanc.

3. La différence de goût des divers laits peut s'expliquer par les principes odorants contenus dans les aliments et éliminés par la

Le lait des herbivores abandonné à l'air libre subit la fermentation lactique avant de se putréfier ; cette acidification spontanée est favorisée par un certain nombre d'aliments, les pulpes et les drèches, etc., d'un moindre degré par les regains de luzerne, la farine de maïs, le son de froment. (C. Pagès.)

Les éléments riches en oléine (tourteaux) produisent parfois un lait tellement huileux que la caséification en est très lente et même nulle [1].

Il est du plus haut intérêt de connaître les conditions qui président à l'autoacidification du lait, étant donnée qu'une des causes de diarrhée infantile consiste dans la fermentation lactique du lait.

II

TENEUR EN ÉLÉMENTS NUTRITIFS

On sait que l'alimentation influe fortement sur les proportions et la nature même des principes contenus

mamelle. D'autre fois la modification de la saveur tient à la fois à l'élimination de composés aromatiques et au changement de composition du lait. Certaines plantes telles que l'ail, les ombellifères communiquent au lait une saveur particulière. Les laits, crèmes, et beurres normands ont un goût et un arôme délicats dus aux pâturages ou paissent les vaches qui fournissent le lait.

Les bons foins produisent des laits plus savoureux que les fourrages artificiels ; parmi ces derniers le sainfoin est supérieur au trèfle et à la luzerne, les feuilles d'arbre communiquent au lait un goût rêche sauf celles d'acacia, le panais donne au lait un goût délicat, la betterave produit un lait sucré mais fade.

1. P. Diffloth, *les Bovidés*, *Encyclopédie G. Wéry*, chap. x.

dans le lait : eau, matière azotée, matière grasse, matière hydrocarbonée, sels minéraux.

Étudions tout d'abord l'action de l'alimentation sur la matière grasse. Il importe de distinguer dans le lait la matière grasse qui est l'ensemble des glycérides, la crème, portion de la matière grasse qui monte spontanément à la surface ou qu'on sépare par centrification, enfin le beurre, partie de la crème qui, barattée, se transforme en une masse solide.

Matière grasse. — Les matières albuminoïdes des aliments augmentent à la fois la quantité totale du lait et la proportion de matière grasse (Weiske, Kühn). Parmi les végétaux, les herbages jeunes donnent un lait moins gras que ceux parvenus à maturité ; la flore des landes composée de plantes riches en glycérides (bruyères, ajoncs, flouves, fétuques) fournit un lait plus riche en matière grasse que les végétaux des prairies basses et humides.

Les aliments aqueux, drèches, pulpes, marcs de pommes donnent un lait pauvre en matière grasse[1].

1. *Crème.* — La proportion de crème relativement à la graisse totale varie avec l'espèce et l'alimentation. Le régime du vert (herbe, maïs, fourrages) engendre un lait dont la crème se sépare facilement et totalement du liquide inférieur. Le régime du sec (carottes, tourteaux) fournit un lait très gras, dont la montée se fait lentement, la crème est relativement peu abondante. Parfois l'usage immodéré des tourteaux donne une crème tellement huileuse que son barattage est rendu difficile.

Beurre. — Parmi les aliments beurriers les premiers à citer sont le foin de prairie, puis les fourrages verts classés ainsi : lupuline, sainfoin, trèfle et en dernier lieu luzerne.

Si nous étudions l'action spécifique des quelques aliments fré-

Parmi les racines le panais vient en tête, puis la carotte rouge, la carotte blanche, etc. ; la pomme de terre et la betterave sont peu beurrières.

Les tourteaux, grâce à leur richesse en matière azotée, favorisent la sécrétion lactée et élèvent la teneur en matière grasse. Le beurre est jaune et de bonne qualité.

L'emploi excessif des tourteaux est certainement cause de la mauvaise digestibilité du lait de Paris, notamment des laits dits « supérieurs », à l'aspect lourd et gras. Le consommateur séduit par cette apparence a utilisé ce lait qu'il a reconnu peu après comme lourd et indigeste.

*
* *

La teneur du lait en matière hydrocarbonée est augmentée par l'alimentation à la betterave. Le régime du vert paraît diminuer la proportion de lactose chez la vache (Marchand).

*
* *

quemment employés nous voyons que la vesce en mélange avec l'avoine donne beaucoup de lait, mais diminue la teneur en matière grasse, le beurre est mou et de qualité moyenne; la moutarde blanche affaiblit la teneur en beurre. Le lait possède une saveur piquante et le beurre obtenu est médiocre et rancit vite; les choux n'augmentent pas sensiblement la proportion de matière grasse mais ils fournissent un beurre d'excellente qualité. (Malpeaux.)

L'avoine enrichit le lait en matière grasse et donne un beurre d'excellente qualité, la féverole, malgré sa réputation, est un peu beurrière.

Pour ce qui est de la teneur en matières minérales, nous examinerons seulement les proportions de chlore, soude, magnésie, potasse, chaux, acide phosphorique, sulfurique, carbonique. Chez la vache, le foin de trèfles, le germe de maïs, la farine de maïs, les carottes rouges augmentent la proportion de chlore que le regain de luzerne, le son, la betterave abaissent.

La proportion d'acide phosphorique augmente avec le régime du vert, le maïs-fourrage exerce une action favorable à ce point de vue, ainsi que certains fourrages secs, la luzerne notamment, la betterave et le son du blé agissent dans le même sens.

Les variations de chaux s'exercent parallèlement à celles de l'acide phosphorique.

L'alimentation aux fourrages obtenus à l'aide de fumures phosphatées permet d'augmenter la teneur du lait en phosphate de chaux.

Les aliments très nourrissants favorisent la prédominance de la potasse sur la soude, le régime du sec produit un lait plus sodique que le vert[1].

III

COMPOSITION DES DIVERS PRINCIPES CONSTITUANTS

Sous le nom de matière azotée du lait, on comprend tous les principes de nature albuminoïde contenue dans ce liquide. De nombreuses recherches ont permis de

1. P. Diffloth, *Bovidés*, p. 118 à 122.

distinguer des substances diverses définies par les noms de caséine, albumine, seraï, lacto-protéine, caséo-albumine, protalbine, etc.

A priori rien n'indique que les proportions de ces matières restent fixes; l'alimentation influe certainement sur la teneur de la matière azotée du lait; il y a là une indication précieuse pour l'allaitement artificiel.

Des expériences précises établies à la laiterie de *la Belle-Étoile*[1] ont montré que la proportion respective de caséine et d'albumine et la teneur en lactose pouvaient être modifiées par la substitution des betteraves sucrières aux betteraves fourragères et

1. *La Belle-Étoile* peut être présentée comme type d'une ferme modèle. Etablie à Maisons-Alfort, elle est dirigée par M. Diffloth, ingénieur agronome et professeur spécial d'agriculture.

Le principe directeur de la ferme est de se rapprocher autant que possible de la nature. Dans ce but, le troupeau de vaches bretonnes jeunes, saines et tuberculinées vit en plein air et y supporte les ardeurs du soleil de l'été en même temps que les rigueurs de l'hiver. Pas de stabulation si ce n'est au moment de la traite ;

Alimentation normale naturelle excluant tous les résidus industriels;

Récolte et livraison directe du lait faite aussi rapidement que possible après une traite aseptique, c'est-à-dire que le pis des vaches est lavé avec soin et désinfecté avec un antiseptique (luzoforme), de même que les mains des vachers.

Ce qui domine à la *Belle-Étoile*, c'est la simplicité ; pas de remplisseur automatique, pas de réfrigérant compliqué ; pas d'appareils à traire; filtration avec une rondelle d'ouate; expédition rapide dans de la glace. Le tout dure à peine un quart d'heure, du moment de la traite à l'envoi sur Paris.

Le lait avec lequel nous avons recueilli nos observations à la crèche de Trousseau a été mis gracieusement à notre disposition par M. le professeur Diffloth. Nous tenons à lui exprimer ici encore tous nos remerciements.

par l'introduction de la farine d'orge dans les rations.

La matière grasse du lait est composée de cinq triglycérides à acides fixes : palmitine, stéarine, oléine, butine, myristine, et de quatre triglycérides à acides volatils : butyrine, caproïne, capryline, caproïnine. Les trois premiers existent dans la proportion moyenne de 90 0/0, les autres ne se rencontrent que dans la proproportion de 10 0/0 ; mais ces indications sont d'ordre général, la proportion exacte de ces triglycérides, par conséquent la valeur nutritive et la digestibilité des laits, varie incontestablement avec l'alimentation et est influencée par l'enrichissement excessif des rations en matières grasses et tourteaux. Ceux-ci en effet, comme nous l'avons vu, modifient le lait considérablement au point de vue de sa valeur nutritive et digestive.

*
* *

La matière hydrocarbonée est composée uniquement du lactose, mais la quantité du lactose varie suivant l'alimentation.

Par la seule substitution des betteraves demi-sucrières riches en sucre (16 0/0) aux betteraves fourragères pauvres en sucre (3 à 4 0/0), M. Diffloth est parvenu à obtenir la composition suivante :

ANALYSE DU LAIT DE LA BELLE-ÉTOILE (PAR LITRE)		ANALYSE DU LAIT NORMAL (PAR LITRE)		
Beurre	43gr,30	Beurre	30 à 35	grammes.
Caséine	37gr,70	Caséine	30	—
Sucre de lait	52gr,50	Sucre de lait.	44	—
Sels	8 gr.	Sels	2 à 4	—

On pourrait donc rapprocher sensiblement le lait de vache du lait de femme et produire une sorte de maternisation « naturelle » du lait de vache.

*
* *

Ces modifications dans la nature même des principes constituant la matière azotée grasse du lait sont d'une importance considérable, car elles régissent la digestibilité, question primordiale dont l'intérêt a été souvent négligé.

Voulant augmenter les rendements, les producteurs ont en effet utilisé largement dans les rations les résidus industriels.

Appliquant à la production du lait naturel les méthodes scientifiques inaugurées par Kühn Lehmann, Wollff, Salhley, Grandeau, Chauveau et autres dans la production des divers utilités zootechniques (viande, force motrice ou autres, dérivés du lait, beurre, fromage), les nourrisseurs constituèrent des rations où les pulpes, les drèches, les tourteaux jouaient un rôle prépondérant[1].

La quantité de lait et sa richesse en beurre fut ainsi très augmentée, sa couleur jaune et crémeuse fut très bonne en apparence, mais en réalité le lait perdait ainsi ses vraies qualités pour devenir lourd et indigeste.

1. P. Diffloth, *Allaitement artificiel* (*Presse médicale*, 17-27 février 1904).

« La première erreur a donc été d'utiliser à la production du lait destinée à la consommation et surtout à l'allaitement des enfants « la vache industrielle » (pour employer un néologisme qui fait image) créée par l'ingéniosité et l'intelligence humaine à l'aide de la gymnastique fonctionnelle de la mamelle d'une part, de la sélection et de l'alimentation intensive d'autre part.

« Rien ne prédisposait la femelle bovine à jouer ce rôle de « machine à lait rendement maximum », la nature l'ayant destinée à nourrir son veau uniquement, c'est-à-dire à donner quotidiennement, suivant la race et le climat, de 5 à 8 litres de lait par jour et non les 20, 25 et même 30 litres obtenus par une exagération manifeste, inopportune, un développement excessif de la sécrétion lactée et une utilisation anormale des résidus industriels[1]. »

USAGES DU LAIT DE VACHE

D'une production abondante, d'un prix peu élevé, le lait de vache est le plus employé dans l'allaitement artificiel. On a recours à lui dans nombre de maladies de l'enfance, surtout dans celles du tube digestif. Les résultats cliniques sont très probants dans la grande majorité des cas, qu'il ait été employé contre les diarrhées grummeleuse, fétide ou même la diarrhée verte

1. P. Diffloth, *Allaitement artificiel* (*Presse médicale*, 27 février 1904).

avec atrophie et même athrepsie, ou contre les dyspepsies et la maladie de Barlow.

*
* *

Dans un article intitulé *Contribution à l'étude des causes et du traitement de l'atrophie infantile*[1], MM. Miele[2] et Willem[3] ont bien démontré l'efficacité du lait de vache cru dans l'atrophie infantile et y ont de plus bien mis en évidence son mode d'action.

Leurs résultats ont été consignés dans huit observations que nous résumons ici.

OBSERVATION I

Fillette, née le 28 mai 1901, avant terme (six mois et demi). Naissance normale.

Premier enfant de parents sains.

L'enfant dès sa naissance est réchauffée le mieux possible par tous les moyens employés en pareil cas : bandes d'ouate, cruchon d'eau.

Alimentation : Pendant trois jours le nourrisson reçoit du lait de vache additionné de deux fois son volume d'eau et stérilisé par le procédé Soxhlet.

Résultat : Dépérissement notable, on emploie le lait (Nutricia n° 1) du Dr Backhaus. Au début les repas se composent de 4 à 6 cuillerées que l'on fait prendre à l'enfant par le nez. Les repas sont espacés de deux heures pendant la journée, on donne un repas vers trois heures du matin.

1. *Revue d'hygiène et de médecine infantiles*, t. III, n° 1, 1904).
2. Assistant d'anatomie humaine à l'Université de Gand.
3. Chef des travaux pratiques de zoologie à l'Université de Gand.

Le poids de l'enfant, après être descendu aux environs de 1.300 grammes (la première pesée exacte le neuvième jour accuse 1.315 grammes) remonte lentement de 200 grammes en quinze jours.

24 juin : premier embarras gastrique avec température de 39°. On débarrasse l'enfant de tout ce qui avait été mis autour de lui pour le réchauffer artificiellement.

Progression lente du poids.

A l'embarras gastrique du 24 juin succèdent des coliques, de la diarrhée (10 juillet), crampes d'estomac après chaque repas.

19 juillet : l'apparition de ces phénomènes coïncide avec l'emploi du biberon (19 juillet).

A chaque tétée 50 centimètres cubes de lait maternisé.

21 juillet : cris après les repas.

24 juillet : vomissements à mucus.

Les phénomènes de dyspepsie et de catarrhe stomacal se manifestent à l'état aigu pendant un mois. Vomissements après chaque repas. Constipation. Puis selles décolorées semblables à du mastic gris. Poids stationnaire.

Oscillations comprises entre 2.150 et 2.290 grammes.

Allaitement par nourrice. — 29 août : enfant mise au sein d'une nourrice.

Résultats : un dernier vomissement après la première tétée. Plus de symptômes dyspeptiques. Selles bonnes.

Nourrisson normal. Tranquillité exemplaire.

Poids augmente rapidement et régulièrement. Accroissement de 1 kilogramme pour la période des trente premiers jours (hausse de 2^{kg},300 à 3^{kg},300).

12 septembre : de nouveau manifestation de dyspepsie : vomissements, selles à grumeaux blancs, coliques ; puis, selles butyriques (5 octobre) dues peut-être à la gloutonnerie du nourrisson, ou à des écoulements utérins continuels de la nourrice.

Traitement : huile de ricin.

Conséquence de ces troubles : diminution insensible de poids et, vers le 10 novembre, la courbe prend une direction à peu près horizontale.

L'accroissement du poids en quarante-cinq jours n'est que de 165 grammes.

Allaitement mixte, biscuit. — 11 décembre : dans le but de combattre cet arrêt de croissance, on adopte l'allaitement mixte.

Chaque jour, 3 biberons de lait de vache (aux 3/5) de 100 centimètres cubes.

22 décembre : petites doses de quinine comme excitant. Succès nul.

27 décembre : bouillie à l'eau avec biscuit avant chaque tetée.

Résultat : nouvelle hausse de poids régulière et rapide (620 grammes pour les neuf premiers jours. Puis la courbe redescend.

Février : addition au régime d'un peu de « maltsuppe de Liebieg », sans résultat.

15 février : congestion pulmonaire avec fièvre modérée.

20 février : « intoxication intestinale » : fétidité des selles. État stationnaire du poids. Teinte jaune de la peau sans coloration des conjonctives ou de la muqueuse buccale.

12 avril : Sevrage. La base de l'alimentation devient du lait stérilisé pur (nutricia n° 4) et de la panade. Jaune d'œuf. Petites quantités d'huile de foie de morue, viande râpée cuite dans du bouillon, farine de Vial, sérum de viande.

Fin avril : Séjour à la campagne.

Petites doses d'extrait de glande thyroïdienne. Pendant une période de cinq mois, tous les régimes restent sans effet ; en quatre mois et demi, le poids de l'enfant a augmenté de 190 grammes passant de $5^{kg},170$ (15 février) à $5^{kg},360$ (26 juin).

Mai : l'ensemble des faits observés et des réactions à résultat positif conduisait à admettre une intoxication chronique due à un coli-bacille.

L'état était très grave ; *il y avait atrophie générale et l'enfant s'acheminait sûrement, en l'absence d'un traitement essentiel, soit vers une forme très prononcée de rachitisme, soit vers une disparition à plus ou moins brève échéance.*

Emploi du lait de vache cru. — Fin juin 1902 : enfant, mise au lait de vache cru. Vache tuberculinée. Minutieuses précautions de propreté.

Dose : un demi-litre par jour au début.

Cette addition modérée de lait cru à l'alimentation produisit des effets surprenants. Dès le deuxième jour, hausse de poids telle que cette enfant augmentait de 600 grammes pendant les trente premiers jours du régime.

4 août 1902 : la suppression du lait cru ayant ramené le neuvième jour des vomissements après certains repas (27-30 août), le lait cru devint avec le biscuit la nourriture exclusive de l'enfant.

Son emploi fut seulement suspendu à de rares intervalles, à l'occasion de désordres digestifs occasionnés par des douleurs dentaires.

Entre temps l'accroissement du poids continue : on note 1.240 grammes (5^{kg},360 à 6^{kg},709) pour les trois premiers mois du régime au lait cru.

Lait de vache cru additionné de crème et de lactose. — 6 août : Les selles présentent souvent des grumeaux blancs de caséine non digérée. Cet excès de caséine nous fit donner à l'enfant un mélange d'eau, de lactose et de crème, sorte de lait sans caséine, stérilisé à l'autoclave. Ce système eut l'inconvénient de diminuer la dose de lait cru. Octobre : accroissement de poids cependant : à peu près 3.000 grammes en cinq mois (6^{kg},600 à 9^{kg},600, du 7 octobre au 7 mars).

Addition de ferments digestifs aux aliments. — Mars : mauvais état général. Transpirations pendant le sommeil, constipation. Courbe du poids oscille et tend à la baisse au bout de quelque temps.

Cet ensemble de symptômes rappelle l'état atrophique de l'année précédente.

Nous soupçonnons que l'addition d'aliments solides au régime, aux dépens du lait cru, diminue la proportion de ferments incorporée par l'organisme, comme remède nous tentons l'addition aux aliments de ferments digestifs.

26 mars : 10 centigrammes de pepsine ajoutée à la viande râpée.

30 mars : après chaque repas, 3 cuillerées à café de solution fraîche de diastase.

Résultats : hausse subite et rapide du poids, selles redevenues immédiatement bonnes. Progrès intellectuels, développement psychique.

Pendant deux mois et demi on administre comme ferments un mélange de pepsine, de pancréatine et de diastase en poudre.

Fin juin 1902 : suppression des ferments.

Actuellement, à l'âge de deux ans et demi, l'enfant a un aspect normal : elle pèse 12^{kg},100 et mesure 84 centimètres de taille ; il ne lui manque que trois dents. C'est une jolie fillette très vivante qui ne porte aucune trace des vicissitudes passées.

« En raison de sa naissance prématurée, puis de son état de dyspepsie chronique, cette enfant a constitué pendant une période d'à peu près deux ans (du deuxième au vingt-quatrème mois de son existence) un réactif extrêmement sensible pour l'appréciation de la valeur des régimes auxquels elle a été soumise.

A ce point de vue, on peut résumer son histoire en plusieurs périodes :

1° Dans le cours des trois premiers, développement d'une dyspepsie chronique, due à l'alimentation au lait stérilisé ;

2° Période d'allaitement par une nourrice : d'abord un relèvement rapide et une croissance régulière qui durent deux mois ; puis un arrêt de développement d'à peu près deux mois ;

au commencement du huitième mois une amélioration par l'emploi du biscuit ; enfin une nouvelle stase définitive ;

3° Celle-ci se continue pendant quatre mois et demi, malgré les divers traitements institués conjointement à l'allaitement au lait stérilisé ;

4° L'emploi du lait de vache cru fait disparaître rapidement les symptômes morbides ainsi que l'atrophie, et l'enfant qui, à treize mois, pesait $5^{kg},300$ soit 4 kilogrammes de moins que le poids moyen, regagne à l'âge de trente mois l'allure normale.

En résumé, ce nourrisson dyspeptique, au cours des régimes variés auxquels il a été soumis, a progressé convenablement à trois reprises seulement : lors des débuts de l'allaitement par une nourrice ; lors de l'emploi (en même temps que le lait de nourrice) de biscuit ; enfin et surtout, par l'alimentation au lait de vache cru. »

OBSERVATION II

ATROPHIE BÉNIGNE

Antécédents collatéraux : quatrième enfant de parents sains ; les trois précédents sont en vie, Nourrisson très bien soigné.

Antécédents personnels : Nourri au sein jusqu'à l'âge de 182 jours. Dès le 138e jour se manifeste dans la courbe des poids une tendance au plateau ; on emploie dès le 182e jour l'allaitement mixte, par adjonction de lait bouilli à l'allaitement maternel : les résultats de ce régime sont médiocres.

Dès le 242e jour on nourrit l'enfant au lait de vache cru pur ; il se manifeste un relèvement immédiat, et la courbe des poids reprend une allure parallèle à la normale.

Ce nourrisson n'a présenté à aucune époque de symptômes de dyspepsie ou d'autre maladie. On peut considérer ce cas mal précisé (vomissements, diarrhée, suralimentation, maladie aiguë) où le développement reste stationnaire comme une forme bénigne d'atrophie.

Pour MM. Micle et Villem, la cause est toujours la même : ralentissement de la nutrition intime en raison de l'insuffisance de l'organisme en trophonzimases.

OBSERVATION III

DYSPEPSIE CHRONIQUE

Deuxième enfant de parents bien portants très soigneux.

Alimentation variée jusqu'à l'âge de 90 jours : Lait nutricia (Backhaus), lait pasteurisé d'après Soxhlet, farine lactée, etc. Symptômes nombreux de dyspepsie chronique, malgré qu'il n'y ait ni suralimentation, ni irrégularité dans les repas ; d'après « les parents, l'enfant ne supporterait pas le lait ». Le poids de $3^{kg},750$ à la naissance atteint seulement $5^{kg},630$ à 86 jours.

Le régime au lait cru et à la « crème sucrée (dont l'enfant prend 150 grammes par jour du 86e au 180e jour), relève la courbe des poids. La courbe des poids a eu deux ralentissements momentanés dus chaque fois à l'emploi temporaire de lait bouilli, et chaque fois aussi les parents s'aperçoivent, à la digestion et aux allures de l'enfant, des résultats défavorables de ce changement momentané de régime. Actuellement l'enfant se porte très bien ; la courbe de ses poids est restée parallèle à la courbe normale jusqu'à l'époque où on a commencé à donner du biscuit ; dès ce moment la courbe a enjambé la courbe normale.

OBSERVATION IV

DYSPEPSIE CHRONIQUE ANCIENNE

Septième enfant de parents ouvriers. Quatre décès parmi les six enfants précédents. Élevé à la crèche, au lait bouilli additionné de maizena, de biscuit, etc. Régime négligé. Présente une dyspepsie chronique ancienne. Au moment du premier examen, l'enfant, à son 420e jour, pèse 11.400 grammes; son poids descend à 10.900 et remonte péniblement à 11.100 le 462e jour.

A cette date il est mis à la crème, au régime du lait cru dont il reçoit 1 litre par jour; on lui fournit, en outre, deux fois par jour du biscuit. Le poids se relève dès lors fortement et régulièrement sans aucun accident; à l'époque actuelle, 602e jour, les symptômes dyspeptiques ont à peu près complètement disparu.

OBSERVATION V

DYSPEPSIE CHRONIQUE DEPUIS LA NAISSANCE

Quatrième enfant de parents ouvriers. Deux sont morts. Mal soigné chez ses parents, nourri à la crèche, au lait bouilli, à la farine maizena, au biscuit, etc. Dyspepsie chronique depuis la naissance. Lors de la première pesée faite par nous, au 330e jour l'enfant pèse 6.760 grammes, soit à peu près 1.890 grammes au-dessous de la moyenne correspondante.

Au 414e jour, le poids constaté est de 7.200 grammes, inférieur d'environ 2.200 grammes au poids normal correspondant.

A cette date, l'enfant est mis au régime du lait cru pur, dont il reçoit à la crèche 1 litre par jour; dès lors la courbe présente une forte ascension, sans aucune déviation jusqu'à l'époque actuelle (500e jour); le poids se rapproche sans cesse du poids moyen normal.

OBSERVATION VI

DYSPEPSIE GRAVE A POUSSÉE AIGUE

Premier enfant de parents ignorants, appartenant à la classe aisée.

Pesait à sa naissance 2.500 grammes.

A présenté dès les premiers jours une dyspepsie grave, à poussées aiguës.

Lors de la première consultation, le nourrisson, au 72e jour, pesait 2.240 grammes ; il était dans un état déplorable, presque désespéré.

Mis au régime du lait cru pur, il présente une amélioration immédiate : la courbe prend alors l'allure ascendante que nous avons déjà souvent observée. Elle est coupée vers le 150e jour par un plateau correspondant à une bronchite. Nous ne possédons pas de pesée pour la période allant du 160e au 240e jour ; mais le poids atteint à cette dernière date témoigne d'un accroissement rapide. Encore une fois l'accroissement du poids a été, sous l'influence du lait de vache cru, égal à celui qui correspond à l'allaitement maternel.

Actuellement la santé du nourrisson est parfaite.

OBSERVATION VII

DYSPEPSIE CHRONIQUE. — RACHITISME

Quatrième enfant de parents sains, appartenant à la classe aisée. Nourri d'abord au lait condensé, puis au lait Nutricia.

Dyspepsie chronique et rachitisme.

Au 286e jour, pèse 7.700 grammes, soit 420 grammes de moins que le poids moyen (nous n'avons pas de document sur les poids avant cette date). Sous l'influence du lait cru, la courbe des poids se rapproche de la courbe moyenne et la côtoie jusqu'à l'époque actuelle (410e jour) ; à cette date, l'enfant se porte très bien et ne présente plus de trace de rachitisme.

OBSERVATION VIII

DYSPEPSIE CHRONIQUE. — RACHITISME

Enfant élevé à la crèche au lait stérilisé.

Présente de la dyspepsie chronique et du rachitisme ; il y a eu des vomissements fréquents et des selles variables, ordinairement mauvaises. Pendant la période du régime au lait stérilisé, que nous avons pu observer (du 396e au 504e jour), le poids descend irrégulièrement de 8kg,140 à 6kg,800.

Le 504e jour, le nourrisson est mis au régime du lait cru. La courbe des poids se relève vigoureusement et régulièrement, sans fluctuation, de telle sorte que l'écart avec la courbe normale diminue graduellement.

Guérison.

*
* *

En résumé, dans les huit cas relatés ci-dessus, l'alimentation au lait de vache cru a déterminé une amélioration générale immédiate. La courbe des poids a subi de son côté une inflexion brusque qui l'a rapprochée plus ou moins rapidement de la courbe moyenne correspondant à l'alimentation naturelle et elle s'est ensuite maintenue constamment parallèle à celle-ci ; inversement les quelquefois où le lait cru a été remplacé momentanément par du lait stérilisé, on a observé une diminution dans l'accroissement du poids.

Les résultats précédents se rapprochent d'observations

analogues dues à M. S. Monard concernant la guérison de 5 atrophiques et dyspeptiques au moyen du lait de vache cru. En 1897-1899, époque d'engouement à peu près général pour le lait stérilisé, il affirmait que certains enfants *incapables de digérer et d'assimiler le lait stérilisé ou cuit commencent au contraire à se développer dès qu'on leur fournit une quantité égale de lait de vache cru.*

M. Mourad recommandait alors le lait cru pour le traitement des catarrhes chroniques de l'estomac et de l'intestin et surtout dans les cas d'atrophie infantile.

Voici le résumé d'observations intéressantes par la précision de leurs résultats et publiées[1] sous ce titre :

De l'emploi du lait cru chez les nouveau-nés atteints d'athrepsie ou de catarrhe intestinal[2].

L'auteur, après avoir remarqué que certains enfants n'assimilent pas le lait stérilisé, émet l'hypothèse que la suppression de tous les microbes, dont quelques-uns facilitent les fermentations digestives, en est peut-être responsable.

Ces considérations l'amenèrent à essayer du lait cru, chez 5 enfants, qui dépérissaient à vue d'œil en dépit du lait stérilisé et des soins les plus variés. Le résultat fut rapide et excellent : les petits malades augmentèrent de poids, les vomissements s'arrêtèrent et

1. *Hospitaltid*, 1901, nos 6 et 7.

2. La communication d'où a été extrait ce résumé a été faite dans le *Bulletin médical* de Québec, par R. de Rovis, 1901.

les selles se régularisèrent. Chez l'un d'eux, il se produisit même une rechute parce qu'on lui avait attribué, par erreur, du lait stérilisé.

Un enfant, antérieurement atteint de rachitisme n'en garda pas moins les symptômes.

Pour conclure, l'auteur déclare ne pas viser à la suppression du lait stérilisé, mais seulement à sa substitution chez les enfants intolérants et atteints de catarrhe intestinal ou d'athrepsie.

Tout dernièrement, au Congrès de Rouen, la discussion fut ouverte au sujet des « Gouttes de lait », et Mlle Roussel, après avoir résumé les conditions nécessaires à une Laiterie modèle, pouvait dire : « Dans ces conditions, le lait cru a été donné avec *plein succès* à 3 enfants, chez lesquels le lait stérilisé ne réussissait plus et qui étaient dans un état des plus graves. »

Nous-mêmes avons pu observer les bons effets du lait cru à la crèche de l'hôpital Trousseau, sur un enfant athrepsique et atteint d'entérite folliculaire traduite par des selles typiques. Comme on pourra le voir dans l'observation X, bien que l'état fût considéré comme désespéré, dès le lendemain de l'administration de 350 grammes de lait cru, l'amélioration fut manifeste : le poids augmenta, les selles qui, depuis le 2 juin, avaient été chaque jour vertes et liquides, changèrent d'aspect et devinrent vertes et jaunes au lieu d'être uniformément vertes.

Une bronchopneumonie survenue le 15 juin enleva l'enfant rapidement, empêchant de poursuivre l'observation.

Maurice,
mois.

Entérite folliculaire-Athrepsie.

Observation IX p. 103.

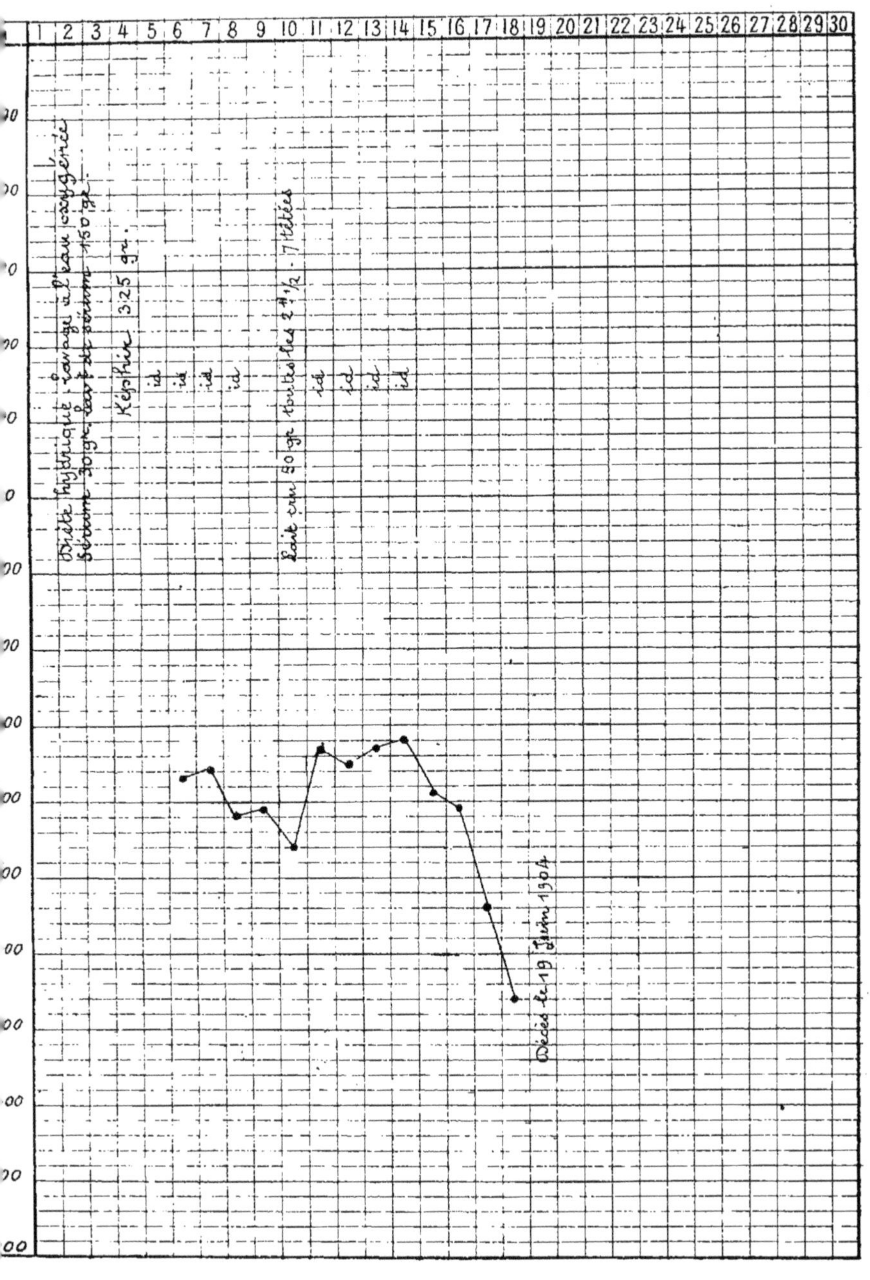

OBSERVATION IX (*Personnelle*)

L..., Maurice. deux mois.

Antécédents héréditaires. — Parents bien portants.

Mère a été très fatiguée pendant sa grossesse.

Antécédents collatéraux. — Quatre enfants bien portants.

Antécédents personnels. — Né à terme. Élevé au biberon. Lait ordinaire bouilli coupé d'eau pannée.

Malade depuis quatre jours. Vomissements. Diarrhée glaireuse. Toux fréquente.

2 juin : Entrée à l'hôpital.

Muguet. Diarrhée verte.

Traitement. — Lavage à l'eau oxygénée. Lavement de sérum et injection de sérum.

3 juin : Otite droite. Muguet. Diarrhée verte.

6 juin : Enfant cyanosé. Mains froides.

Amaigrissement considérable.

Chevauchement des pariétaux sur l'occipital.

Fontanelles déprimées.

Salive rare à petites bulles. Lèvres très rouges.

Langue non desquamée.

Otite droite avec écoulement. Ulcération de l'hélix.

État ecchymotique de la peau.

Myosis traduisant l'infection d'origine gastro-intestinale.

Poids : 2^{kg},630.

Pronostic. — Enfant athrepsique. État considéré comme désespéré.

Traitement. — Képhyr, 320 grammes par jour.

7 au 10 juin : Képhyr et eau bouillie entre les tétées.

Lavage d'intestin à l'eau oxygénée.

Poids successivement : 2^{kg},640, 2^{kg},580, 2^{kg},590.

10 juin : L'enfant est mis au *Lait cru de la Belle-Étoile*, 30 grammes toutes les deux heures et demi.

Poids : 2^{kg},540. Selles vertes glaireuses.

11 juin : Poids : 2^{kg},670.

12 juin : Poids : 2^{kg},650.

Deux selles plutôt meilleures que celles de la veille.

Même ration, 50 grammes de lait toutes les deux heures et demie.

13 juin : Poids : 2^{kg},670 ; augmentation de 20 grammes.

Selles encore un peu vertes et trop nombreuses, mais améliorées.

14 juin : Poids : 2^{kg},680 ; augmentation de 10 grammes.

Selles, mêmes que la veille.

15 juin : Poids : 2^{kg},610 ; a diminué de 70 g.ammes.

Selles vertes et jaunes, surtout jaunes.

Tousse un peu (cataplasme sinapisé).

Écoulement d'oreilles.

16 juin : Poids : 2^{kg},590 ; a diminué de 20 grammes.

L'écoulement d'oreilles continue.

Respiration soufflante. La température s'élève.

17 juin : L'enfant continue à perdre de poids.

Poids : 2^{kg},460.

Les selles sont jaune verdâtre.

L'otite est double. Muguet. Enfant déprimé.

Quelques râles fins dans les deux poumons.

Traitement. — Bain sinapisé. Injection d'huile camphrée. Lavage d'oreilles à l'eau oxygénée.

18 juin : Poids : 2^{kg},340. La diminution s'est accentuée et a atteint 120 grammes.

L'otite devient très douloureuse, l'écoulement plus abondant.

L'enfant boit toujours tout son lait avec plaisir. Cependant dyspnée très accentuée.

Foyer double de bronchopneumonie.

19 juin : Mort.

OBSERVATION X[1]

Nourrisson de six semaines, appartenant à un milieu social très modeste, mais très intelligent.

Ce bébé, élevé au lait stérilisé, puis au lait maternisé et stérilisé, digérait mal.

Selles consistantes, d'aspect mastic.

L'augmentation de poids, qui était de 7 grammes par jour, pendant les six premières semaines, s'est élevée presque immédiatement à 30 grammes avec le lait cru.

L'enfant, dont le poids s'était accru de 280 grammes pendant les six premières semaines, a gagné 650 grammes dans les deux semaines suivantes.

En même temps les vomissements cessaient; l'enfant trouvait le sommeil, les selles prenaient l'aspect jaune bouton d'or qu'elles n'avaient jamais eu.

Ce n'est pas seulement dans les affections du tube digestif que s'affirment les heureux effets du lait vivant. Il est encore très efficace dans les maladies qui ont des effets plus généralisés. Telle est la maladie de Barlow. Cette affection, qui sévit surtout chez les nourrissons, est due, le plus souvent, à la privation de lait frais ou à l'usage de laits modifiés ou de farines spéciales.

Le teint blafard des enfants élevés au lait de conserve, teint que l'on retrouve dans la maladie de Barlow, disparaît dès que l'on revient au lait frais.

M. L. Guinon a rapporté[2] un exemple bien con-

1. Extrait d'une communication faite au Congrès de Rouen par le Dr Halipré (*Lait cru dans l'alimentation des nourrissons*).

2. *Bulletin de la Société de pédiatrie de Paris*, avril 1903.

cluant de la maladie de Barlow, guérie par l'absorption du lait de vache cru.

En voici le résumé :

OBSERVATION XI

Enfant né dans de bonnes conditions ; premier enfant d'un jeune ménage bien portant ; le père, trente-trois ans ; la mère, vingt ans.

Élevé dès le début au biberon, le lait était d'une origine excellente, recueilli avec soin à la campagne et très surveillé. On le stérilisait dans l'appareil Soxhlet et on le coupait de 1/3 d'eau. L'enfant se développa sans accident et devint gros et vigoureux : il eut ses deux premières dents à quatre mois et demi. Toutefois il avait une constipation opiniâtre, malgré les lavements et la manne.

Décembre 1902 : au commencement de décembre 1902, à six mois, il cherchait déjà à se tenir sur les jambes.

28 décembre 1902 : on remarque qu'il n'essaie plus de se tenir debout, et bientôt il cesse de mouvoir les membres inférieurs.

12 janvier : le 12 janvier, à huit mois, brusquement il manifeste des douleurs dans la jambe droite, plus particulièrement, semble-t-il, dans le mollet ; les jours suivants, la douleur envahit la cuisse ; on ne constate aucune trace de gonflement ou d'inflammation, mais cependant un léger gonflement de la région malléolaire. Puis, la douleur semble passer à gauche comme s'il y avait alternance. A certains moments cependant, l'enfant paraît ne pas souffrir.

Mais les douleurs augmentent ; malgré l'usage de calmants, l'enfant pleure une grande partie du jour et de la nuit.

Le 29 janvier, à l'examen de l'enfant, on constate que les mouvements des membres inférieurs sont incomplets et douloureux, sans déterminer cependant le siège réel de la douleur; les épiphyses sont un peu grosses; le thorax a un très léger chapelet chondro-costal. Sur la peau quelques éléments d'eczéma ortié.

Le traitement fut ainsi institué : calomel pour combattre un état d'infection digestive non douteux que révélait l'état de la langue et des selles un peu odorantes. Supprimer le lait stérilisé, donner seulement du lait bouilli dix à douze minutes, et *deux biberons de lait cru simplement tiédi* ; couper le lait de 1/4 d'eau bouillie. Jus de citron : trente gouttes par jour. Bouillie de farine d'orge au bout de quelques jours.

Très rapidement les douleurs disparaissent ; au bout de huit jours, il n'en reste rien. Mais la constipation persiste.

Le 15 février, à neuf mois, l'enfant a deux nouvelles dents. A la fin de février (derniers renseignements), tout allait pour le mieux ; l'enfant prospérait et se tenait sur les jambes.

*
* *

L'allaitement artificiel par le lait vivant n'est pas seulement appelé à rendre des services dans les cas pathologiques. S'il est vrai de dire que « le lait de la mère appartient à l'enfant » que celles-ci doivent toutes allaiter, il n'en est pas moins vrai que toutes les mères ne peuvent allaiter. Il est incontestable que la nécessité de travailler, la grande fréquence des états pathologiques peuvent être un obstacle insurmontable à l'allaitement maternel : le lait vivant sera, dans ces divers cas, d'un merveilleux secours.

Nous rapportons ici 14 observations d'enfants sains, élevés à la Pouponnière de Porchefontaine, par les soins du Dr Raimondi, à l'aide du lait cru provenant de vaches recevant une alimentation normale et traitées aseptiquement. Nous avons pu constater *de visu* l'état des nourrissons dont nous rapportons ici la courbe de poids : leur aspect est robuste et plein de santé, leurs chairs sont fermes ; la suture des fontanelles est rapide ; ils ne présentent aucun des stigmates du rachitisme.

On pourra voir, dans les observations rapportées ci-dessous, que les courbes de poids suivent une graduation régulièrement ascendante et dépassant la normale [1].

Aucun des nourrissons dont les observations sont rapportées ici n'a présenté de gastro-entérite. Si quelques-uns ont été mis une fois ou deux au sein de la nourrice, c'était afin d'empêcher la sécrétion lactée de se tarir.

OBSERVATION I (*due au Dr Raimondi*)

L..., Madeleine.

Entrée le 28 mars 1903.

Poids à la naissance : 3^{kg},700.

Élevée d'abord au sein, puis est mise au lait cru parce que sa nourrice élevait trois jumeaux.

Allaitement mixte d'abord (c'est-à-dire mise au sein deux fois par jour).

Le reste du temps biberon de lait vivant.

En août 1903, la courbe s'infléchit.

A ce moment, l'enfant fait une grippe grave.

Sevrée en janvier 1904.

Sort bien développée et bien ossifiée et pèse 8^{gk},700.

1. Nous tenons à offrir ici tous nos remerciements à Mme Frelon, surveillante de la Pouponnière de Porchefontaine, qui nous a aidé à recueillir ces documents.

...uponnière. Observation 1 p. 108. L. Madeleine

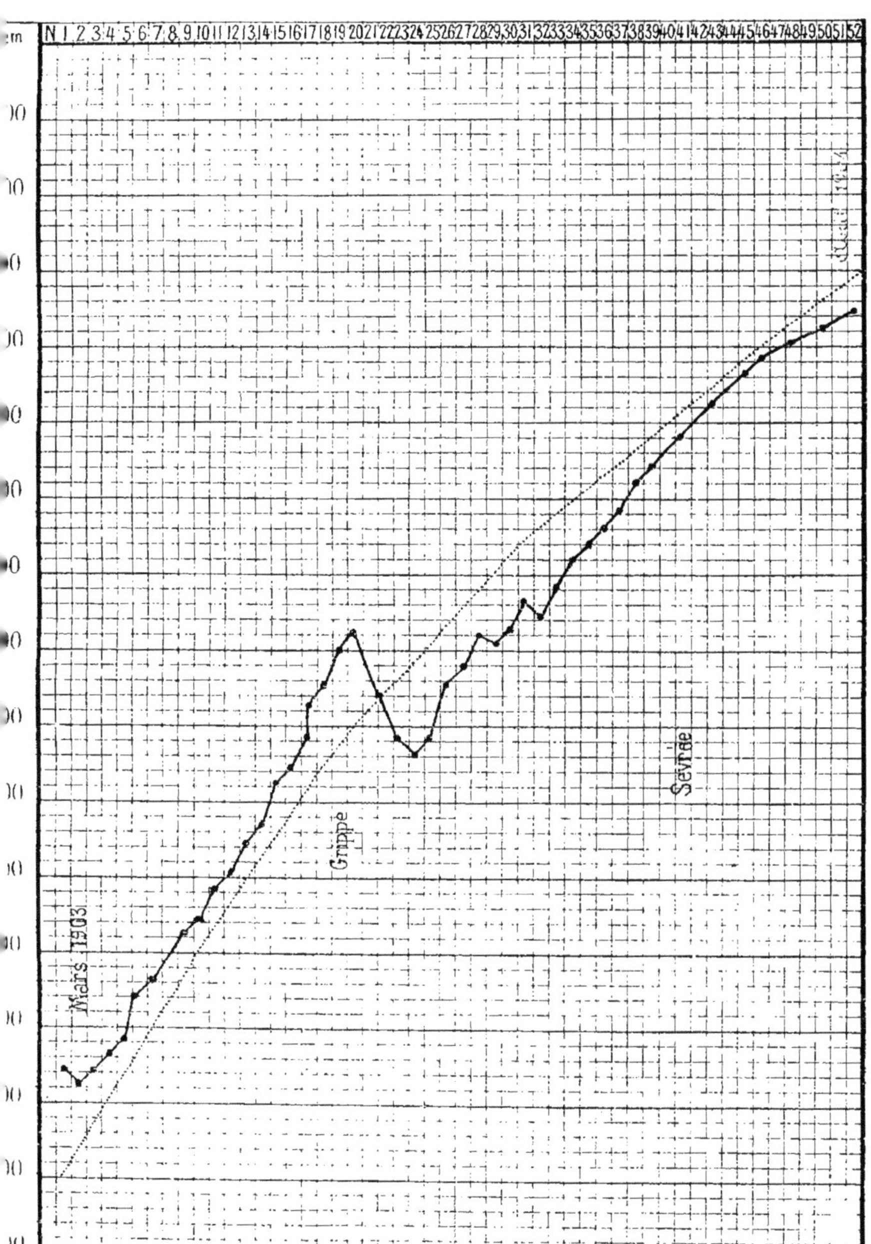

ponnière. Observation II. T. Laurence.

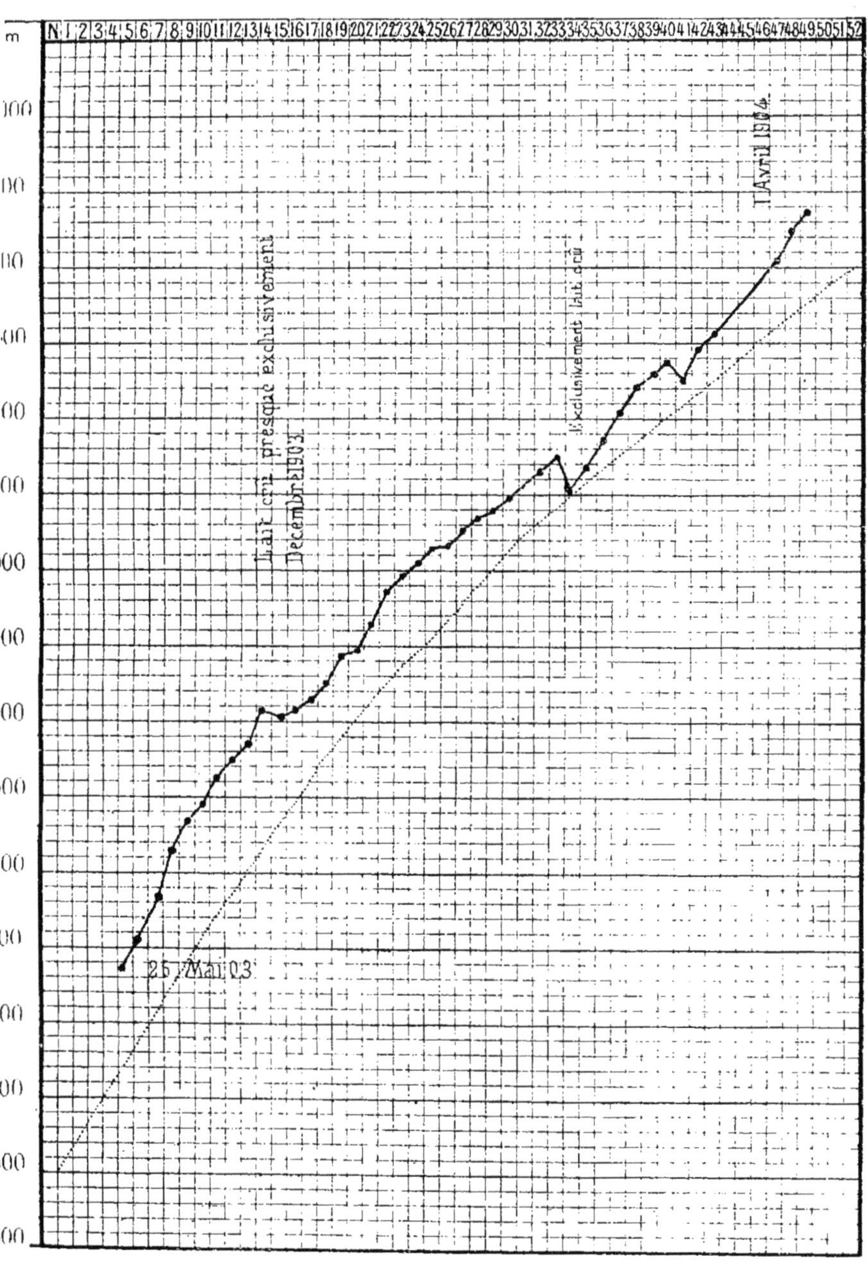

Pouponnière. Observation III. L... André.

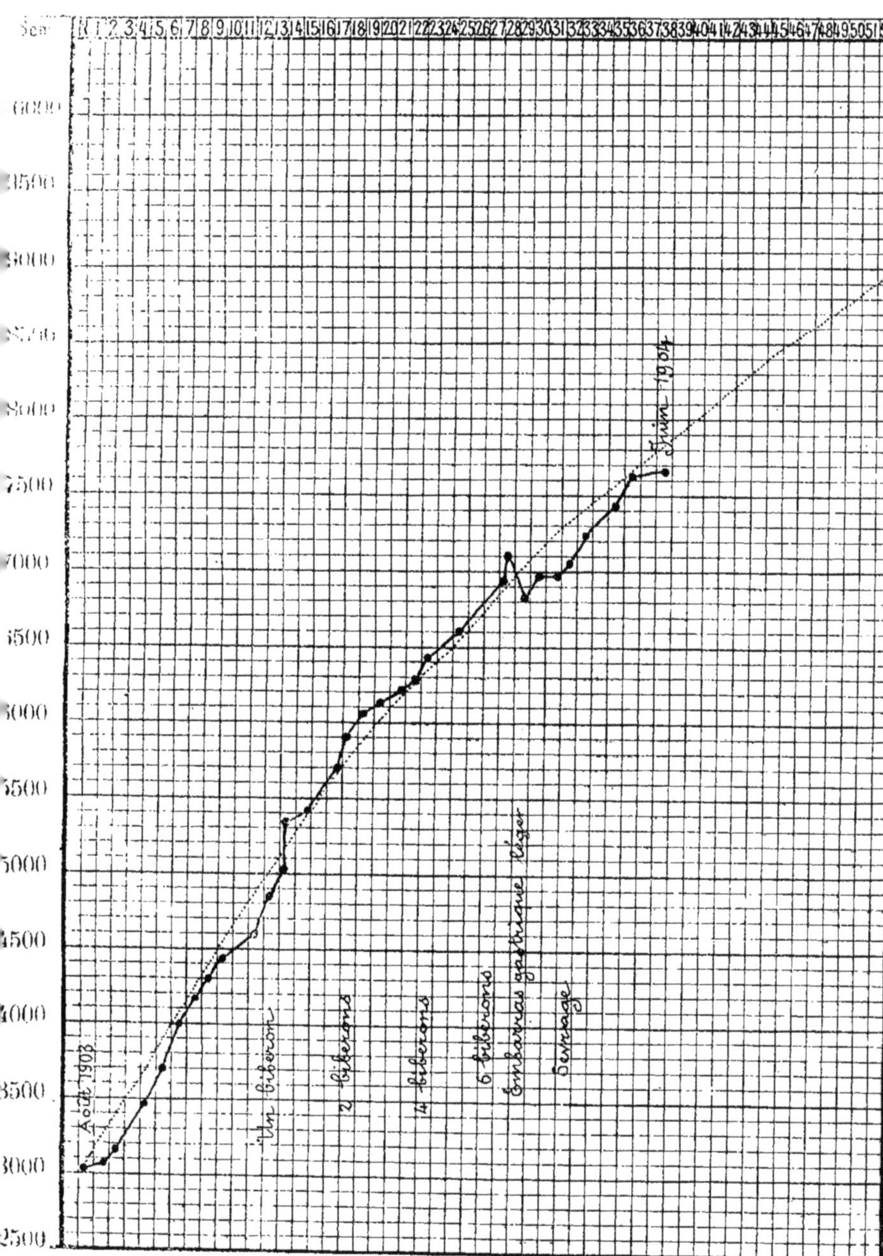

Pouponnière. Observation IV. H... Cécile.

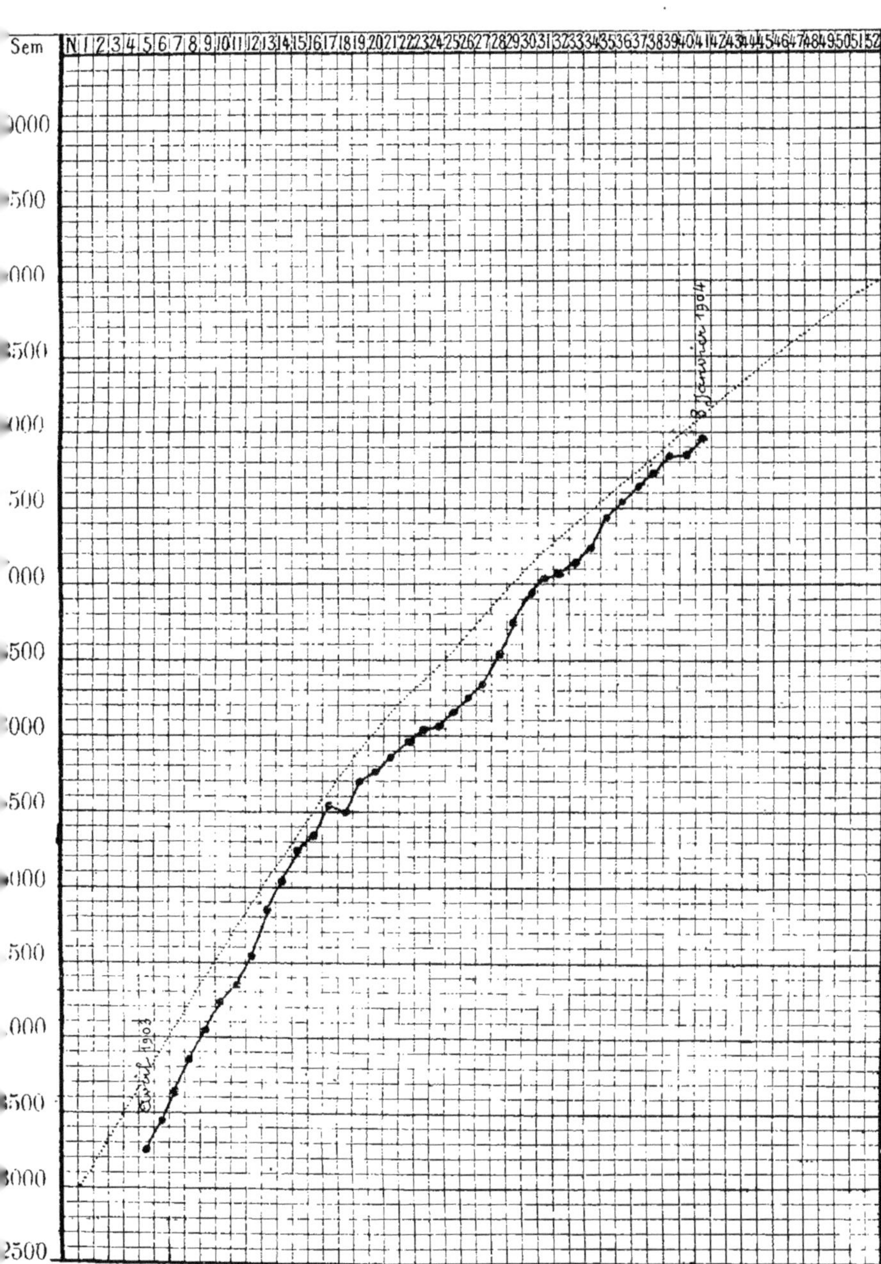

OBSERVATION II (*due au Dr Raimondi*)

T..., Laurence.

Antécédents héréditaires. — Parents bien portants.

Antécédents personnels. — Rien à noter.

Née le 28 avril 1903.

Entrée, le 26 mai 1902, à la Pouponnière et pesait 4kg,400.

Sortie, le 1er avril 1904, à onze mois et pesait 9kg,400.

L'enfant était en très bon état de santé.

La mère a essayé d'allaiter, mais n'a pu y réussir.

OBSERVATION III (*due au Dr Raimondi*)

L..., André.

Entré en août 1903. Poids : 3kg,010.

Actuellement à la Pouponnière.

Antécédent héréditaires. — Père et mère baciliaires.

État actuel. — 3 dents.

Fontanelles presque ossifiées.

Pas de grosses extrémités.

Thorax et tête bien conformés.

Fin avril 1904, l'enfant a fait un embarras gastrique fébrile traduit par une légère dépression.

Poids au mois de juin 1903, 7kg,760.

L'enfant prenait entre ses biberons seulement une tétée au sein de la nourrice.

Sevré au milieu d'avril.

OBSERVATION IV (*due au Dr Raimondi*)

H..., Cécile.

Née le 6 mars 1903.

Entré le 6 avril 1903. Poids : 3kg,250.

Alimentée uniquement par le lait vivant.

L'enfant, pesée chaque semaine, présente une courbe très régulièrement ascendante.

N'a eu aucune maladie pendant son séjour à la Pouponnière.

Sort à neuf mois pesant 8 kilogrammes.

Son état général est très bon. L'enfant a très bonne mine.

Fontanelles ossifiées. — 2 dents.

OBSERVATION V (*due au Dr Raimondi*)

D..., Jean.

Né le 14 mai 1903.

Entré le 8 juin 1903, pesant 4kg,870.

L'enfant entré, il est vrai, dans un très bon état général, présente une courbe de poids qui ne s'est pas démentie une seule semaine. Elle s'est maintenue constamment au-dessus de la normale.

L'enfant, à un an, pesait 9kg,650.

Il est encore à la Pouponnière.

N'a pas eu de maladie ; marche. 8 dents. Fontanelles bien ossifiées.

OBSERVATION VI (*due au Dr Raimondi*)

G..., Jeanne.

Née le 24 novembre 1903.

Entrée le 25 décembre 1903, pesant 3 gk,500.

Sa courbe de poids, à peu près stationnaire pendant le mois de janvier, est ensuite montée régulièrement pour dépasser la normale au mois de juin 1904.

L'enfant continue à se porter très bien.

Son ossification est bonne.

Pouponnière. Observation V. D...Jean.

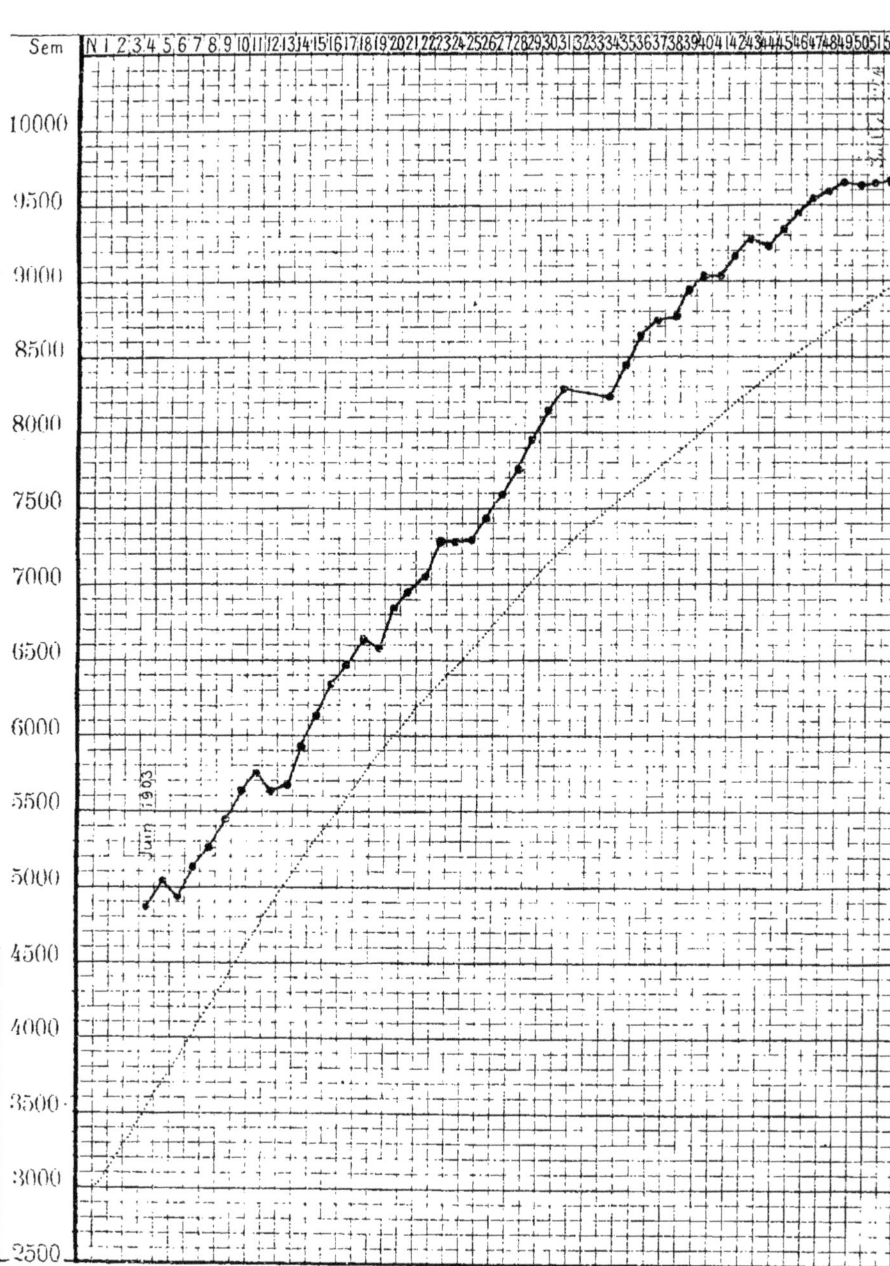

Pouponnière. **Observation VI.** G... Jeanne.

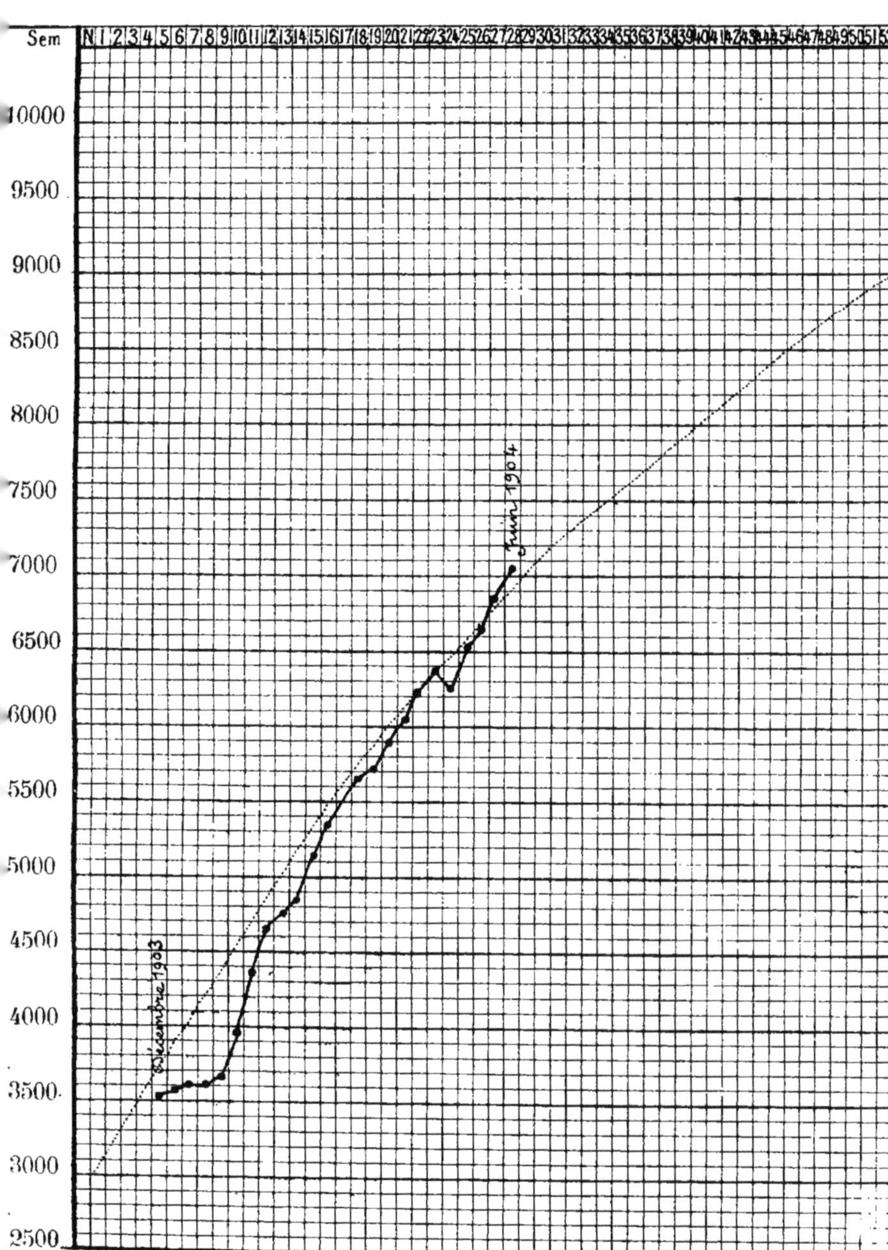

Pouponnière. Observation VII. M...Jeanne.

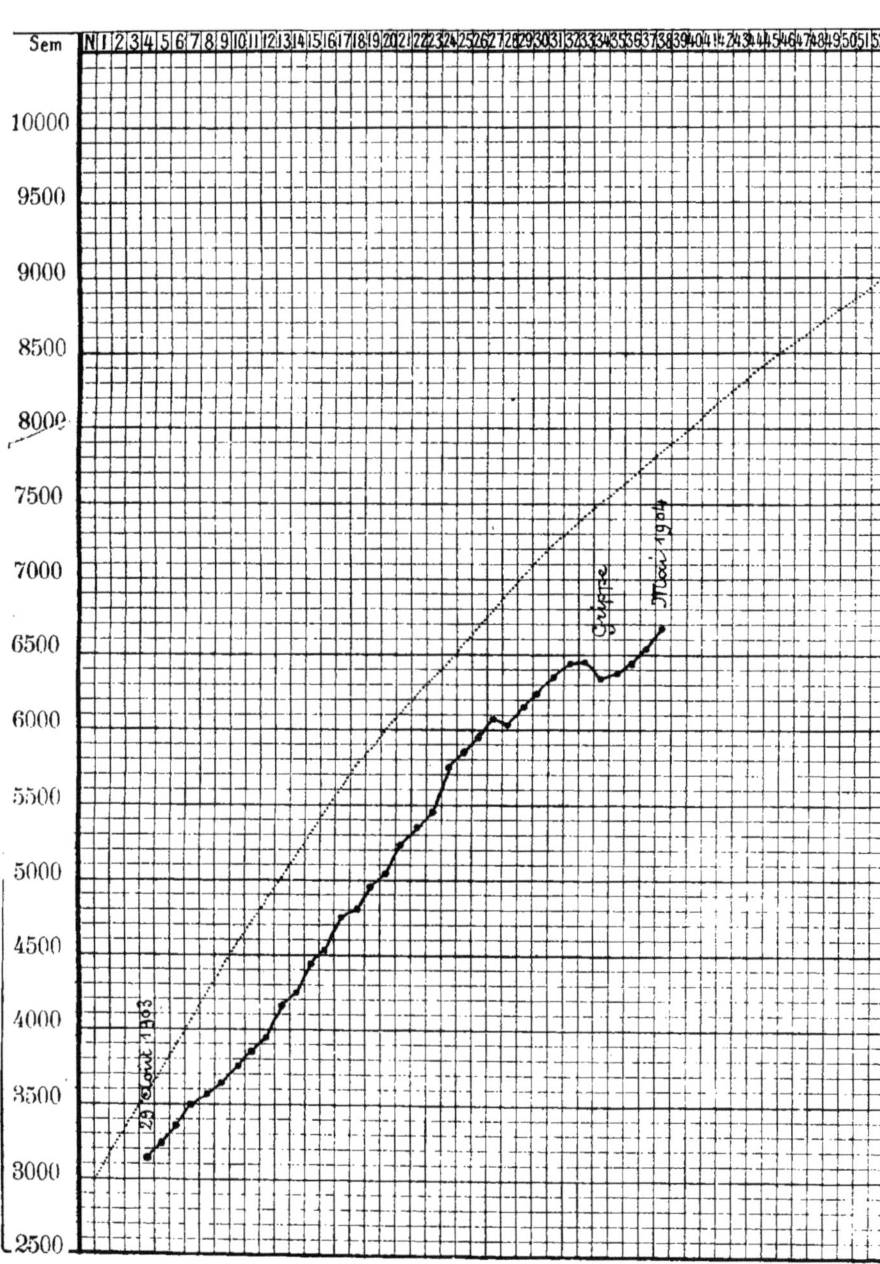

Pouponnière. Observation VIII. R... Raymonde.

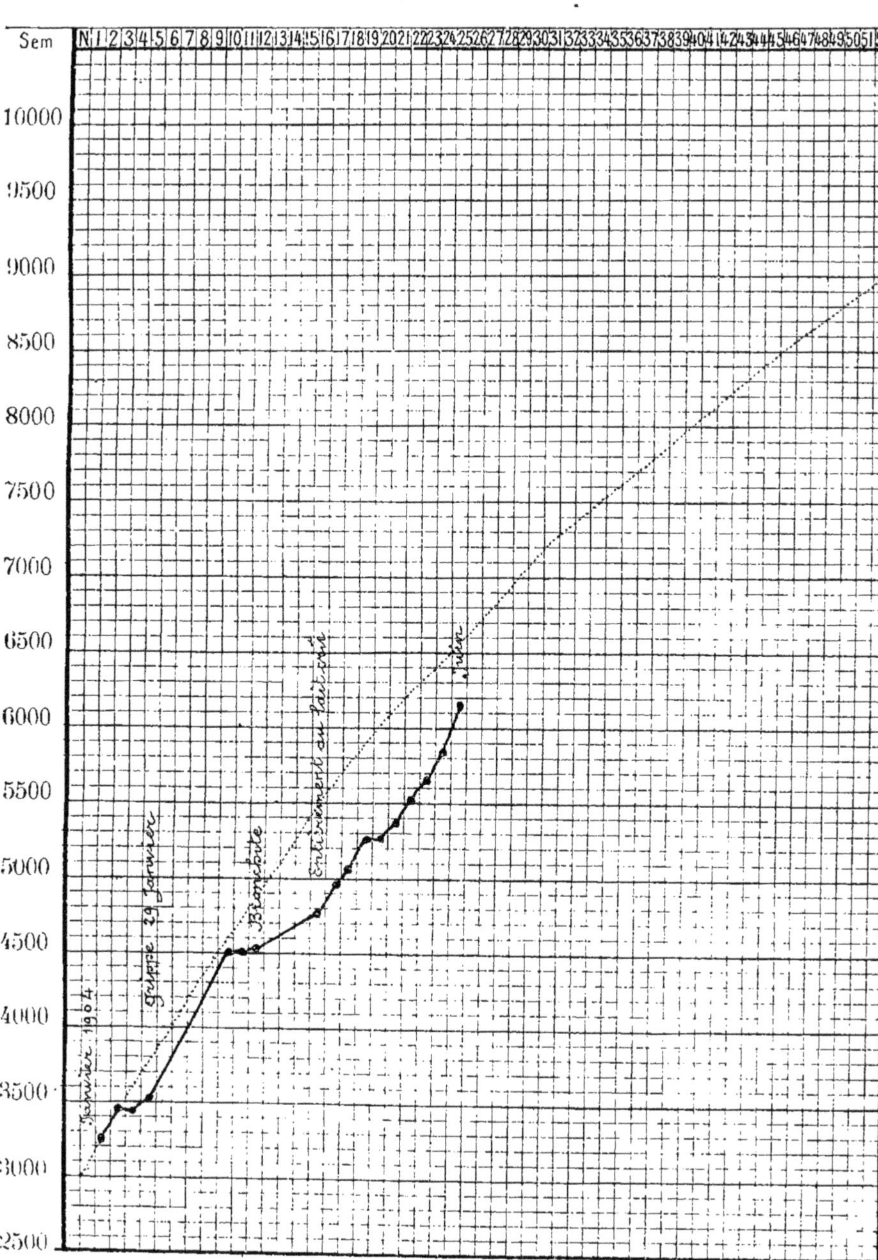

Pouponnière. Observation IX. P... Charles.

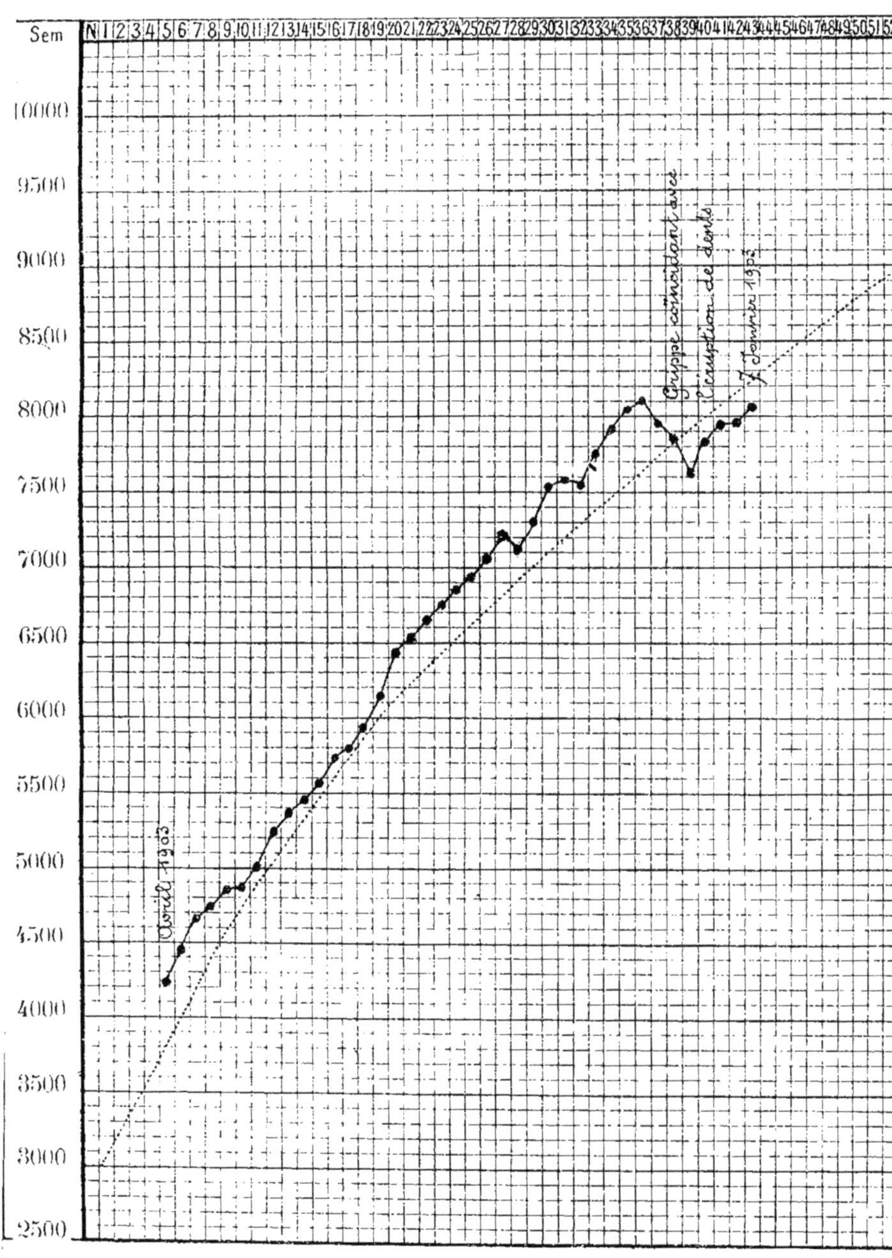

OBSERVATION VII (*due au Dr Raimondi*)

M..., Jeanne.

Née le 31 juillet 1903.

Entrée le 29 août 1903, pesant 3kg.110.

Partie le 31 mars 1904, pesant 6kg.700.

L'enfant a été élevée avec des biberons de lait cru, moins une tétée de lait maternel prise chaque nuit.

En mars 1904, grippe causant une chute de poids. La courbe remonte ensuite normalement.

OBSERVATION VIII (*due au Dr Raimondi*)

R..., Raymonde.

Née le 25 décembre 1903.

Entrée le 5 janvier 1904, pesant 3kg,250.

Antécédents collatéraux. — Un autre enfant mort.

29 janvier 1904 : L'enfant fait une grippe. Sa mère l'emmène. Pendant ce temps, elle est mise au sein et ne dépérit pas.

Février 1904 : Elle rentre un mois après et est mise au lait cru.

Actuellement (juin) prend six tétées de lait cru (en tout 140 grammes par jour).

Bon état général. Bonne mine.

Fermeté des masses musculaires.

Se tient debout à six mois.

OBSERVATION IX (*due au Dr Raimondi*)

P..., Charles.

Né le 26 mars 1903.

Entré le 22 avril 1903.

La courbe est toujours restée au-dessus de la normale, sauf dans les derniers jours où la chute de la courbe a coïncidé avec une grippe et l'éruption de deux dents.

L'enfant sort le 4 janvier 1904, à neuf mois. Il ne marche pas encore, mais il se tient debout seul appuyé à un meuble.

Il est grand pour son âge. Bien développé et bien ossifié.

OBSERVATION X (*due au Dr Raimondi*)

M..., Marie-Louise.

Née le 28 juillet 1903.

Entrée le 18 août pesant $2^{kg},120$.

L'enfant n'a pris que du lait cru à l'exception d'une tétée toutes les vingt-quatre heures pour conserver le lait de la nourrice.

L'enfant est entrée avec une bronchite. Cependant, la courbe est montée régulièrement.

En février, bronchite grippale pendant laquelle l'enfant ne fut pas pesée.

Sort le 20 mars 1904, pesant $6^{kg},400$ et ayant 8 dents à quatre mois.

OBSERVATION XI (*due au Dr Raimondi*)

M..., Constant.

Né le 25 décembre 1902.

Entré, le 27 janvier 1903, pesant $3^{kg},750$.

La courbe a suivi une marche régulièrement ascendante, sauf au moment d'une bronchite accompagnée d'otite, où elle a subi une légère inflexion pour se redresser ensuite.

A marché à onze mois.

Avait 10 dents au moment de son départ.

Très bon état général.

Pesait à un an $8^{kg},900$.

Pouponnière. Observation X. p.112. M... Marie-Louise.

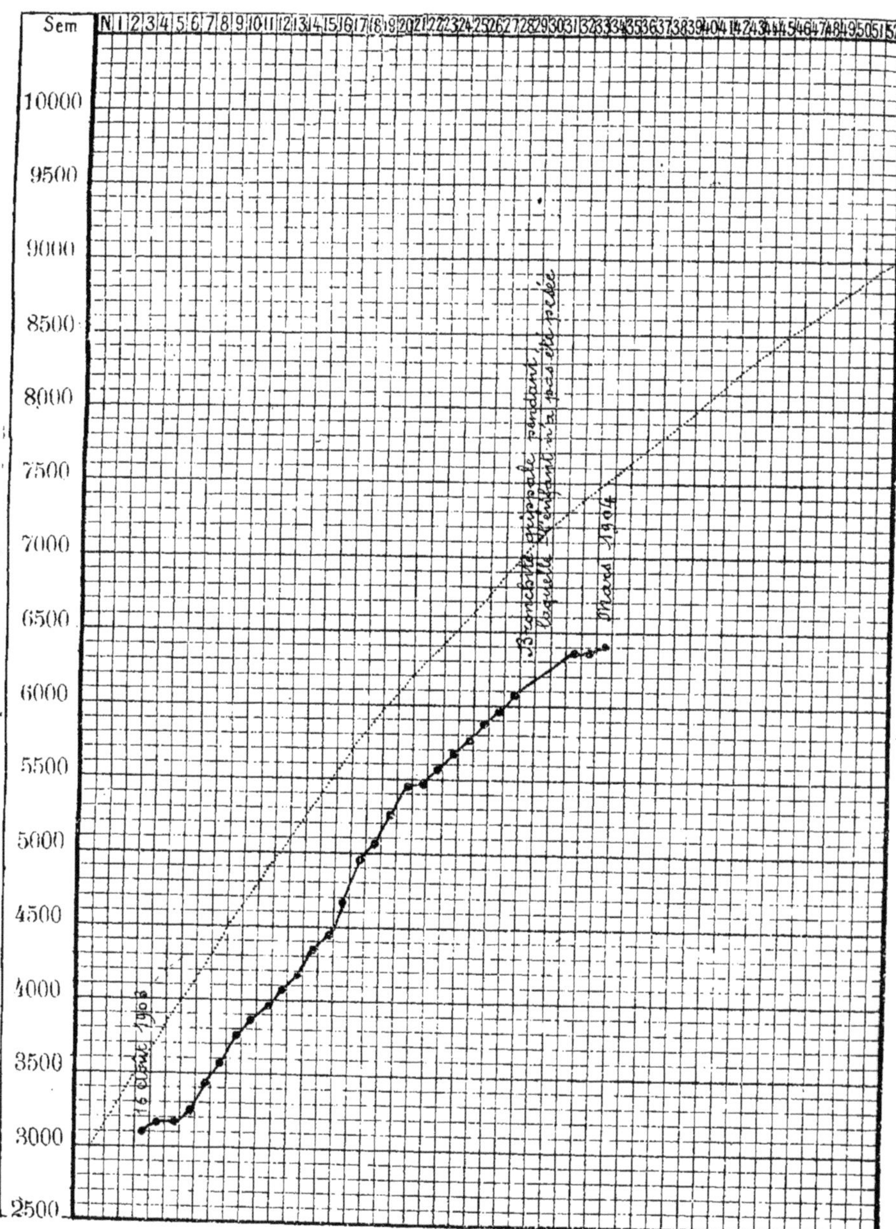

Pouponnière. Observation XI. p. 112 M... Constant.

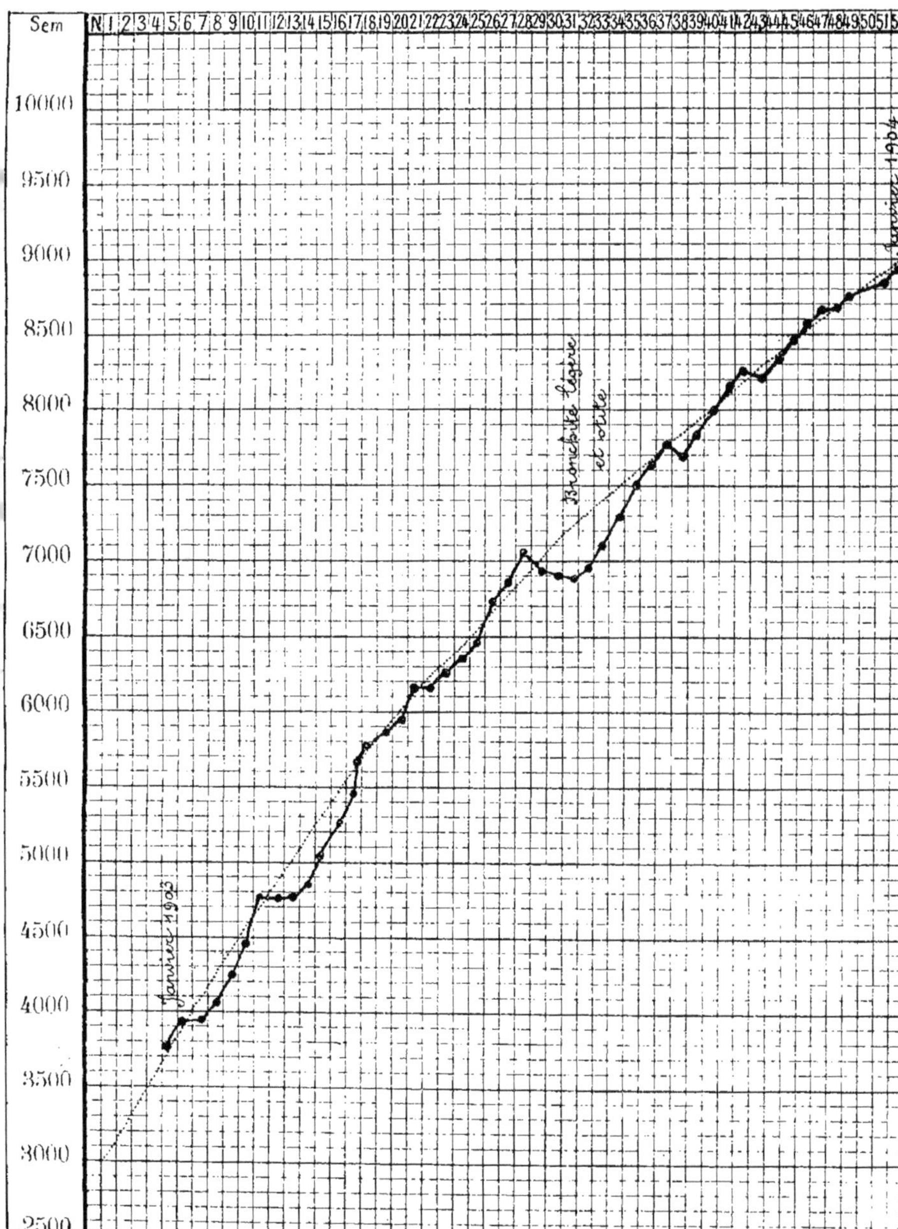

Pouponnière. Observation XII. p. 113. G... Victor.

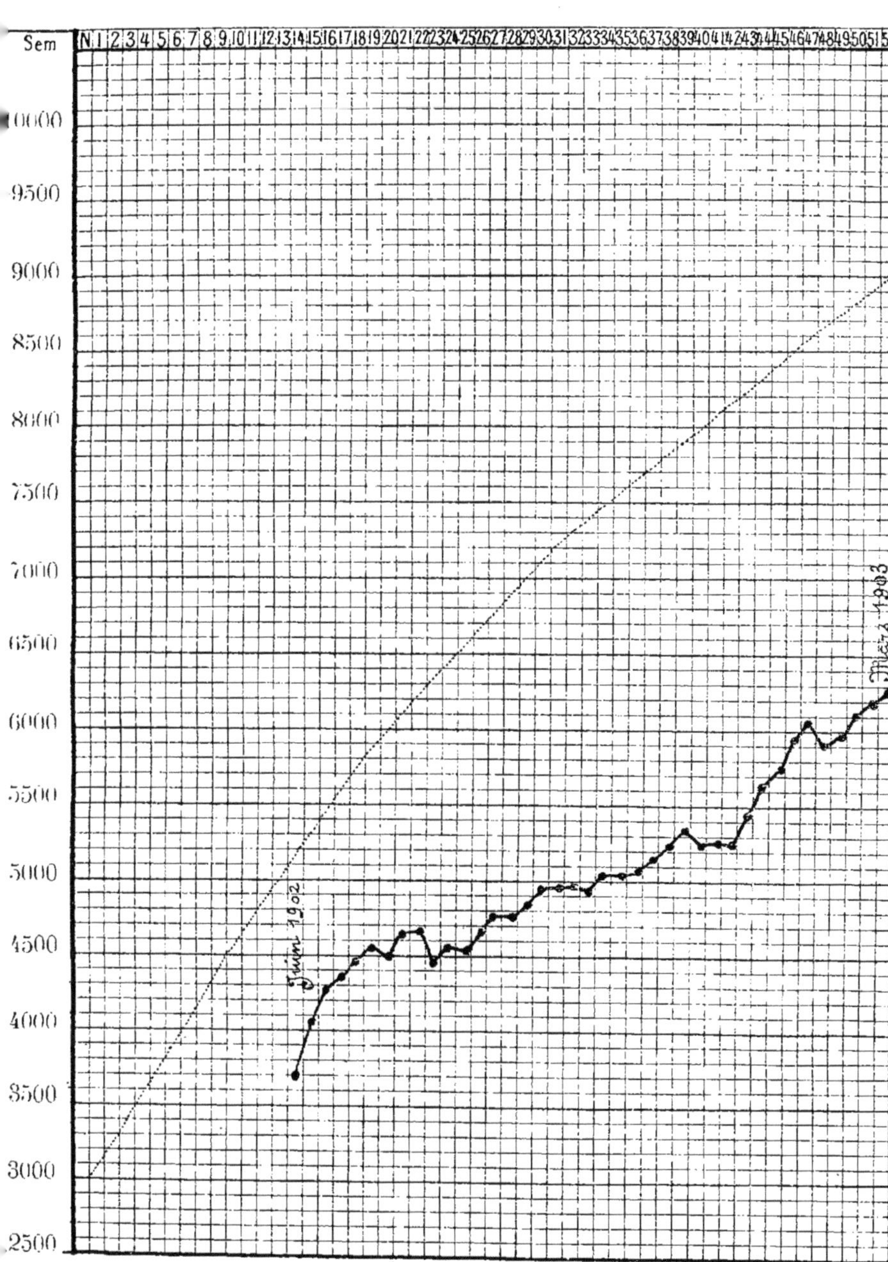

Pouponnière. Observation XIII p.113. G... Georgette.

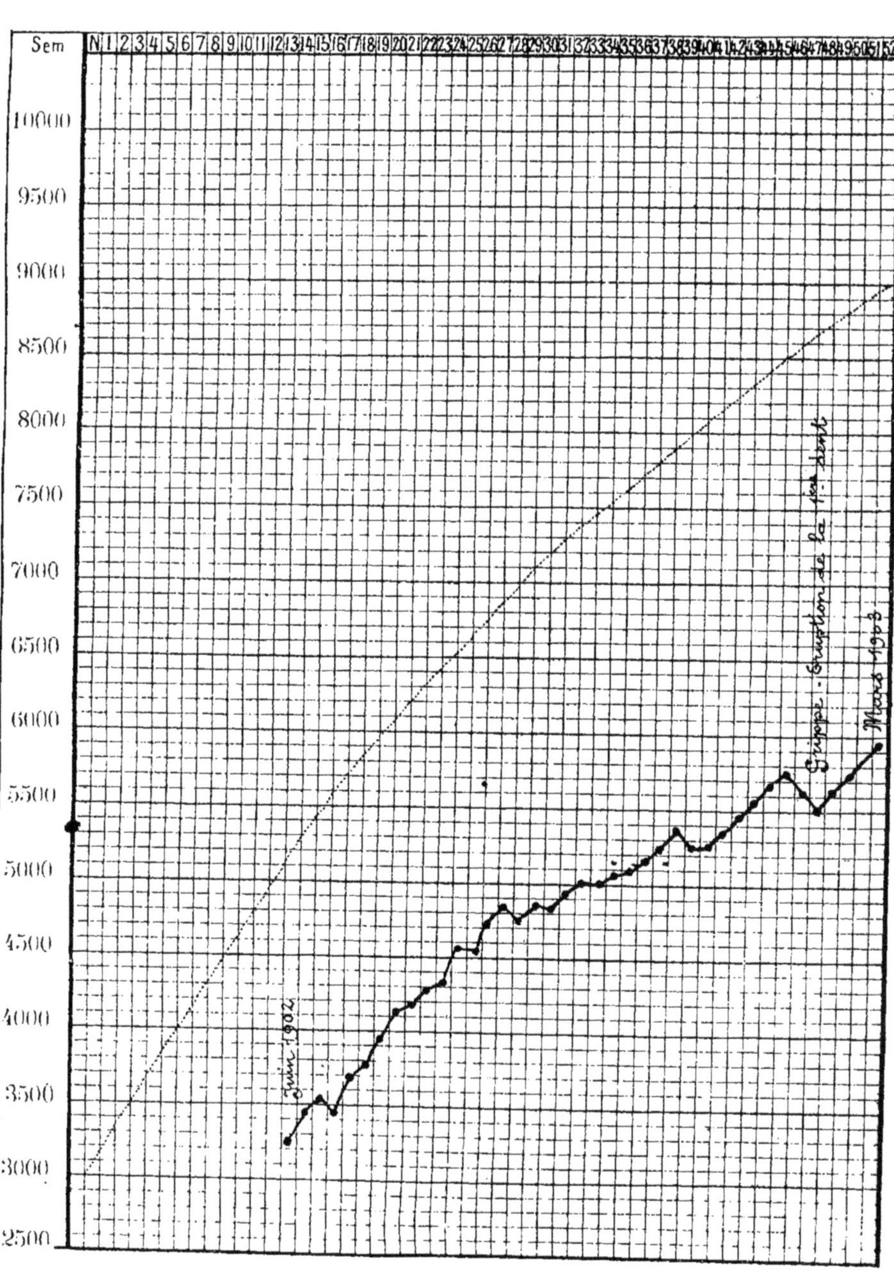

…uponnière. Observation XIV. p. 113. G… Joseph.

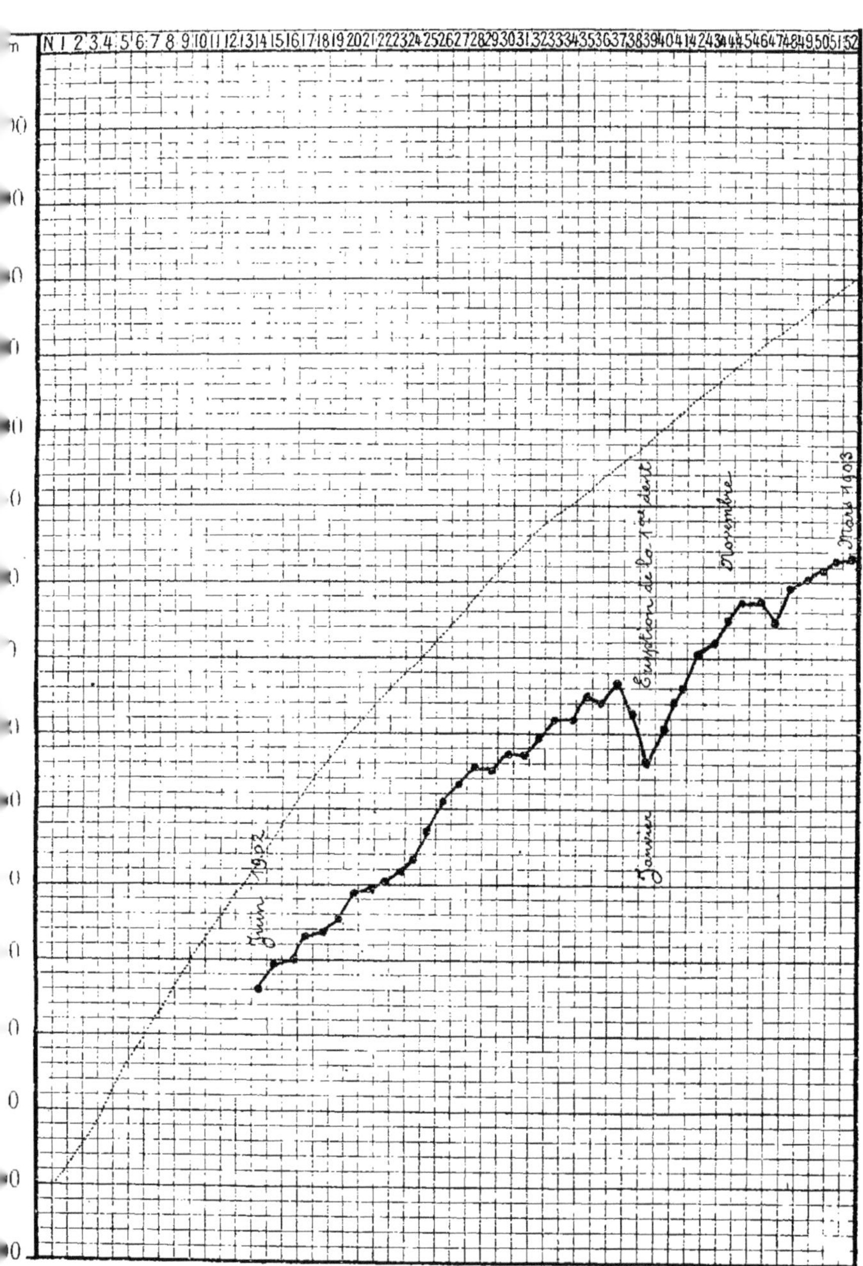

Les observations XII, XIII et XIV sont celles de trois jumeaux élevés au lait cru. Nés avant terme, les enfants débiles sont entrés quatre mois après leur naissance à la Pouponnière.

Leur courbe, pour être assez éloignée de la normale, n'en a pas moins suivi une marche régulièrement ascendante, sans accroc jusqu'à l'éruption dentaire.

OBSERVATION XII (*due au Dr Raimondi*)

G..., Victor, trijumeau.

Né le 27 février 1902. Entré le 7 juin 1902, pesant 3kg,700.

Trijumeau né avant terme. Le plus débile des trois, quoique assez bien ossifié. Végétations nasales.

En mars 1903, pesait 6kg,400.

OBSERVATION XIII (*Id.*)

G..., Georgette (trijumelle).

Née le 27 février 1902. Entrée à la même date, pesant 3kg,250.

A un an, l'enfant pesait 5kg,990.

En février 1903, grippe et éruption de la première dent coïncide avec la chute de poids. Celui-ci continue à s'accroître ensuite.

Enfant sort bien ossifiée. Pas de gros ventre, a le teint pâle. Première dent à treize mois.

OBSERVATION XIV (*due au Dr Raimondi*)

G..., Joseph (trijumeau).

Entré le 7 juin 1902, pesant 4kg,300.

Augmente régulièrement depuis. En janvier, l'enfant perce sa première dent, ce qui l'affaiblit un peu. Il reprend ensuite.

A un an, il pesait 7.140 grammes, se tenait debout appuyé à une chaise.

Pas de gros ventre.

Bonne ossification.

Teint pâle des enfants nés avant terme.

Pesait, à un an, 7.140 grammes.

Ces enfants ont pu être suivis jusqu'à leur *vingtième* mois. Joseph et Georgette marchaient. Victor se tenait debout, mais ne marchait pas.

Nous n'avons pu préciser les doses de lait données à des enfants, car elles sont tellement variables qu'on ne pourrait que difficilement fixer une moyenne. Il faut, avant tout, reconnaître la susceptibilité de chaque nourrissonne alors doser la quantité quotidienne de lait absorbé.

AVANTAGES

Les avantages du lait cru ont donc pu être constatés d'une façon indiscutable. Ils résultent d'observations cliniques rigoureusement suivies chez l'enfant malade et l'enfant sain; et ressortent de celles que nous publions ici. Aussi bien ne ferons-nous que les résumer dans ce chapitre.

La chimie nous a fourni des arguments en faveur du lait cru. Elle nous a en effet permis de constater que c'était « un lait vivant » contenant des ferments sur lesquels les travaux de MM. Nobecourt et Merklen ont récemment attiré l'attention. Nous savons maintenant que la présence de ces ferments favorise la digestion et l'absorption chez le nourrisson. Nous avons dit dans un de nos chapitres[1] que ces ferments pouvaient être considérés comme des régulateurs et stimulateurs des fonctions digestives.

M. Ripart[2] pouvait dire justement à ce sujet :

« La suppléance partielle des ferments digestifs par les enzymes du lait est un fait bien connu. On sait par exemple depuis longtemps que l'alimentation féculente précoce est mieux tolérée par l'enfant au sein que par celui qui est au biberon ; maintes fois notre maître M. Guinon nous a fait remarquer ce fait. Nous ignorons s'il existe des ferments pouvant avoir une autre action digestive, mais il nous semble séduisant de penser que le lait cru se digère plus normalement que celui qui a été stérilisé, donne des produits d'hydratation plus assimilables (enzymes protéolytiques de S. M. Babcock et Russel). Quant à l'action sur les échanges nutritifs intimes de l'organisme, nous ne pouvons que faire observer qu'elle doit être particulièrement utile chez un enfant intoxiqué. Le foie surmené cherchant à arrêter les poisons abondants qui lui viennent par la veine porte n'a sans doute plus la même sécrétion interne : l'oxydase du lait de vache suppléerait alors au ferment oxydant du foie, insuffisant ou inactif.

1. Théorie des zymazes.

2. *De l'abus du lait dans les troubles gastro-intestinaux chroniques de l'enfant après le sevrage*. Thèse Paris, 1904.

. . . .

« Enfin nous ferons remarquer que le *bon* lait cru a une autre supériorité sur le lait simplement bouilli : celle d'introduire dans le tube digestif de l'enfant *tous* les microbes de la fermentation *normale* du lait, puisque les bactéries acidifiantes, qui protègent la caséine, n'ont pas été détruites par la chaleur au profit des protéolytiques, qui eux survivent parfois à 100° [1]. »

L'ingestion de lait cru chez les enfants que nous avons traités s'est traduite par une augmentation de poids très nette, survenant dès le lendemain, et en général assez brusquement. Puis peu à peu la régularisation se fait et les différences de poids de chaque jour se rapprochent davantage des chiffres normaux.

Le lait, quoique administré à doses moindres que celles des laits bouillis ou stérilisés (1/3 environ en moins) s'est montré très nourrissant. Les récents travaux de Bordas et Ratkowski présentés à l'Institut par M. le professeur Brouardel leur ont permis de découvrir l'existence considérable de lécithine dans le lait fraîchement tiré. Peut-être sont-elles en partie cause de cette augmentation de poids.

En outre, on trouve dans le lait frais (comme le rappelait récemment dans ses leçons M. le professeur Hu-

1. On sait de plus que le lait vivant contient des phosphates qui ont un rôle très indispensable à la nutrition. Or la chaleur les insolubilise et si la quantité reste la même, il est certain que leur état devient tel que l'organisme se les assimile moins facilement. Quant aux lécithines, elles disparaissent par la chaleur sans laisser de traces.

tinel) « de la cholestérine, de l'urée, de la créatine, un pigment jaune, de la dextrine, de la nucléine, des principes odorants et surtout un corps intéressant : l'acide citrique qui est un véritable composé antiscorbutique et qui semble être en plus forte proportion dans le lait de femme que dans le lait de vache. Cet acide citrique se trouve en telle quantité dans le lait de vache qu'on peut dire que la ration alimentaire de lait en contient autant que ce qu'on donnait aux marins de jus de citron pour les préserver du scorbut. Il semble donc bien que c'est là un principe antiscorbutique contenu dans le lait ».

Les sécrétions intestinales sont très heureusement transformées par l'ingestion de lait cru. Les troubles dyspeptiques chez les nourrissons ainsi élevés ne sont pas plus fréquents que chez ceux élevés au lait de femme.

Bien au contraire, il y a amélioration rapide des selles abondantes, liquides, le plus souvent panachées ou même uniformément vertes mélangées de mucus, de fragments de caséine, quelquefois mêmes striées de sang, que l'on observe chez les enfants atteints de troubles dyspeptiques plus ou moins vagues, d'entérite chronique, parfois d'entérite aiguë. Elles deviennent d'abord plus consistantes, moins fréquentes, pendant que la coloration verte tend à disparaître peu à peu.

Pendant ce temps les troubles gastriques regressent. Les vomissements s'arrêtent, ainsi que les régurgitations si fréquentes chez les nourrissons trop ou mal nourris.

Deux observations que nous rapportons ici montrent bien l'action de ce mode d'alimentation sur les troubles digestifs.

OBSERVATION XII (*personnelle*)

GASTRO-ENTÉRITE

F., Auguste, deux mois.

Antécédents héréditaires : Mère bien portante. Père alcoolique.

Antécédents collatéraux : Sœur de trois ans bien portante.

Antécédents particuliers : Accouchement normal. Né à terme, élevé au sein pendant trois semaines. Depuis biberons de lait ordinaire.

Entré à l'hôpital, le 5 mai 1904.

Pas de maladie antérieure. Malade surtout depuis trois jours. Insomnie. Vomissements. Diarrhée panachée. Erythème généralisé probablement d'origine infectieuse gastro-intestinale.

Ventre gros tendu. Tousse un peu.

6 mai : érythème : rougeur des téguments surtout aux extrémités. Diarrhée verte et jaune.

10 mai : selles vertes grumeleuses.

Aujourd'hui lait bouilli, coupé d'eau.

13 mai : diarrhée verte. Toujours diète hydrique. Calomel.

14 mai : diarrhée verte et jaune. Tannalbine, $1^{gr},20$ en quatre fois, un paquet après chaque tétée.

Examen de l'enfant le 6 juin. — Enfant très amaigri. Fontanelles très déprimées. Peau flasque gardant le pli fait par les doigts. Extrémités froides.

Pupilles contractées indiquant une infection profonde.

Lèvres peu humides. Bouche sèche. Pas de salive. Quelques bulles rares dans le sillon gingino-lingual.

...Auguste,
3 mois.

Gastro-Entérite. Entré à l'Hôpital le 5 Mai.

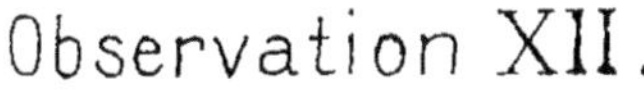

Observation XII.

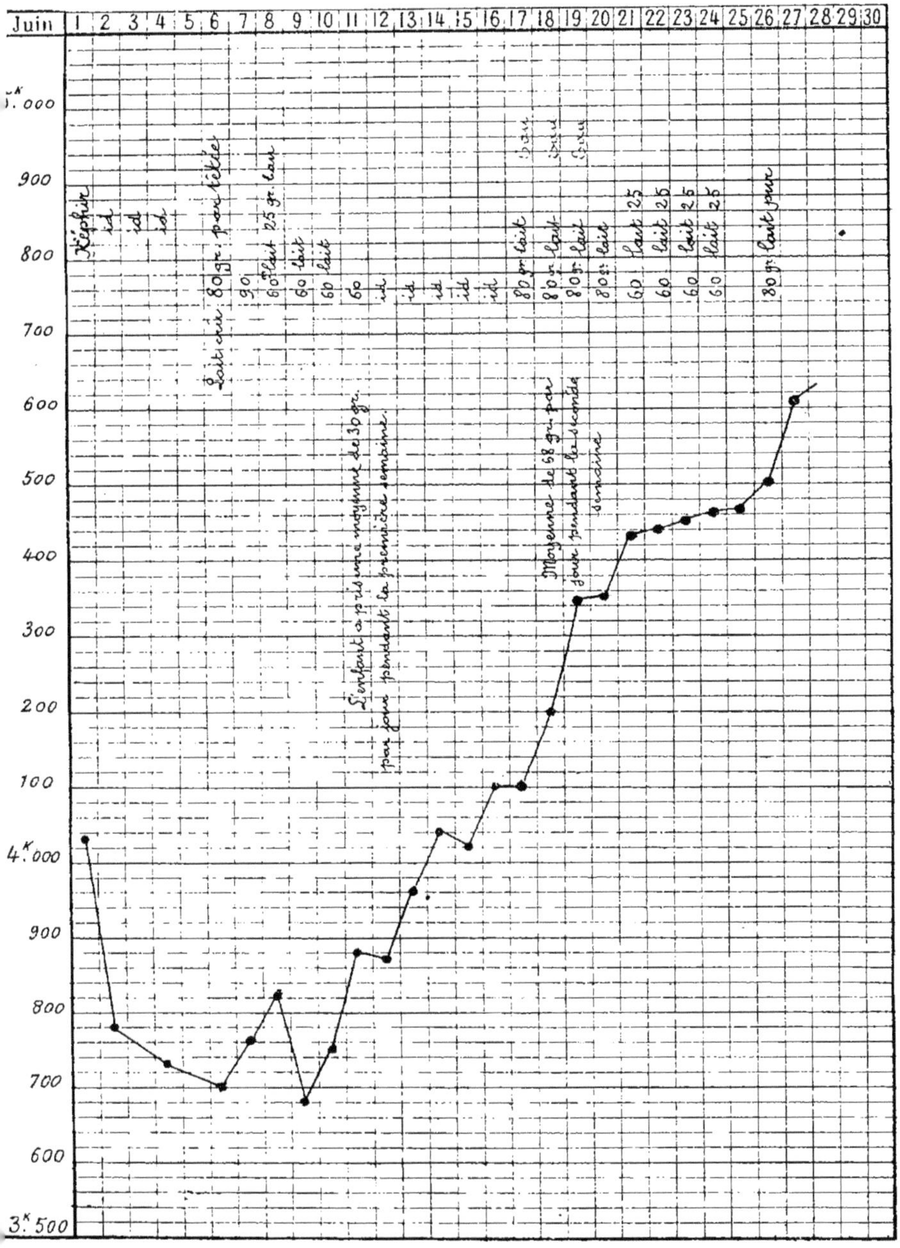

Juin 1 2 3 4 5 6 7 8 9 10 11 12 13 14 15 16 17 18 19 20 21 22 23 24 25 26 27 28 29 30

5.K000 — 900 — 800 — 700 — 600 — 500 — 400 — 300 — 200 — 100 — 4.K000 — 900 — 800 — 700 — 600 — 3.K500

Képhir — id — id — id — Lait cru 80 gr. par tétée — 90 — 60 lait 25 gr. eau — 60 lait — 60 lait — 60 — id — id — id — id — id — 80 gr lait — 80 gr lait — 80 gr lait — 80 gr lait — 60 lait 25 — 60 lait 25 — 60 lait 25 — 60 lait 25 — 80 gr lait pur

eau — eau — eau

L'enfant a pris une moyenne de 30 gr. par jour pendant la première semaine.

Moyenne de 68 gr par jour pendant la seconde semaine

Ventre flasque. Intestin en boyau de poulet.

Érythème de macération en voie d'atténuation, avec encore quelques plaques au cou et sur le mollet.

Chevauchement occipital sur pariétaux, quatre selles par vingt-quatre heures, tantôt jaunes, tantôt vertes, souvent panachées, très variables.

Du 1er au 6 juin, l'enfant a perdu 330 grammes.

6 juin : l'enfant prendra aujourd'hui sept tétées de 80 grammes chaque de lait cru (*Belle-Étoile*) pur, et simplement tiédi.

L'enfant pèse à ce jour 3kg,700 et est âgé de trois mois.

7 juin : poids : 3kg,760. Donc augmentation de 10 grammes.

Quatre garde-robes. Les deux premières selles sont vertes et liquides.

Les deux dernières pâteuses et assez homogènes, partiellement décolorées, partiellement vertes aussi. Non glaireuses. Odeur assez forte, pénétrante.

Bouche sèche. Langue moins rouge.

8 juin : poids : 3kg,820. Augmentation de 60 grammes ; mêmes selles.

9 juin : poids : 3kg,680. Diminution de 140 grammes [1].

Trois selles par jour, toujours un peu vertes, mais plus consistantes.

Les selles n'étant pas très bien digérées, le lait sera coupé d'eau.

Ration, 60 grammes de lait, 25 grammes d'eau.

10 juin : poids : 3kg,750. Reprise de poids sur hier de 70 grammes. Selles très améliorées. Même ration.

1. Cette brusque chute de poids, la même pour l'autre enfant soumis au traitement sans que rien dans leur état général, ni l'aspect des selles au contraire meilleures, pût l'expliquer, a été mise, à tort ou à raison, sur le compte d'un service de nuit qui venait de changer.

11 juin : poids : 3kg,880 ; augmentation de 130 grammes. L'enfant s'améliore à vue d'œil. Il est beaucoup plus vif. Le teint est meilleur, il n'a plus sa teinte plombée et devient rose. Le sommeil est très calme. Ration, 60 grammes de lait sans eau.

Pendant cette première semaine, l'enfant a fait une moyenne de 30 grammes par jour.

12 juin : poids : 3kg,870, diminution de 10 grammes avec le poids d'hier.

Trois selles encore très légèrement vertes.

13 juin : poids : 3kg,960 ; augmentation de 90 grammes.

Deux selles seulement, une jaune, normale, l'autre très légèrement teintée de vert.

Du 14 au 18 juin : l'enfant a augmenté, la courbe, stationnaire le 16 et 17, a continué ensuite à monter très franchement.

18 juin : poids : 3kg,200.

Une seule selle jaune normale.

Aspect de l'enfant très bon. Les muscles redeviennent plus fermes. L'enfant est gai et rit facilement, les joues sont roses. Ration, 80 grammes par tétée ; sept par jour.

19 juin : poids : 4kg,350 ; augmentation de 150 grammes.

Deux selles normales.

20 juin : poids : 4kg,350 ; état stationnaire.

Une seule selle moutée.

21 juin : très bon état général.

Poids : 4kg,430 ; augmentation de 80 grammes.

Trois selles normales.

Même ration, 60 grammes de lait, 25 grammes d'eau.

Du 21 au 26 juin : la courbe suit toujours une marche ascendante avec une moyenne d'augmentation de 10 grammes par jour.

26 juin : poids : 4kg,500 ; augmentation de 40 grammes sur la veille.

T... André, *Diarrhée - Vomissements*. Entré à l'Hôpital le 9 juin.
2 mois.

Observation XIII.

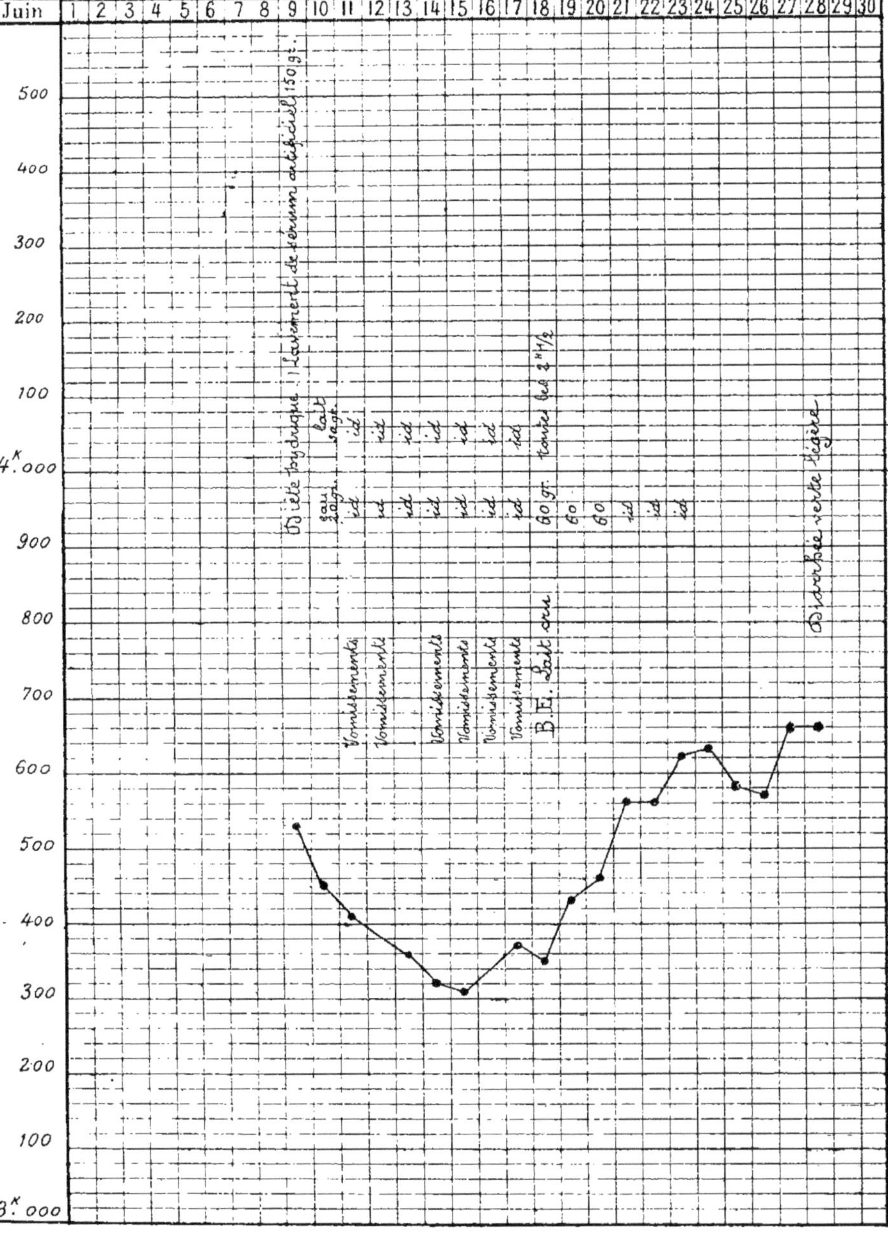

Deux selles normales.

27 juin : $4^{kg},610$; augmentation de 110 grammes.

28 juin : $4^{kg},640$; augmentation de 30 grammes.

En résumé, à cette date, l'enfant, depuis le début de son alimentation par le lait cru (6 juin), a gagné 920 grammes, soit une moyenne de 41 grammes par jour.

Régularisation du nombre et de l'aspect quotidien des selles.

État général transformé.

OBSERVATION XIII (*personnelle*)

T..., André, deux mois.

Antécédents héréditaires. — Parents bien portants.

Antécédents personnels. — Né à terme. Seul enfant. Élevé au sein trois semaines, depuis au biberon.

Vomissements depuis quatre jours.

Tousse un peu.

Poids : $3^{kg},530$.

9 juin 1904 : on amène l'enfant :

1° Parce qu'il n'augmente pas ;

2° Parce qu'il vomit depuis quatre jours ;

3° Parce qu'il tousse un peu.

Enfant criant continuellement. Bouche humide. Pas de muguet.

Ventre un peu ballonné à extrémité inférieure conique.

Auscultation : Râles sibilants et ronflants dans l'aisselle gauche. Éclat du cri au sommet droit en arrière.

Poids : $3^{kg},530$.

10 juin : une selle verte diarrhéique.

11 juin : $3^{kg},450$.

12 juin : $3^{kg},410$, état pulmonaire amélioré. Plus de râles de bronchite. Une selle liquide verdâtre pendant la nuit.

Télée régulière. Lait bouilli ordinaire, 30 grammes, eau 20 grammes toutes les heures.

13 juin : une selle jaune et verte.

14 juin : 3kg,320. Poids : 3kg,360.

15 juin : une selle verte : trois vomissements, 3kg,310.

16-17 juin : vomissements ; poids : 3kg,370.

18 juin : enfant *mis au lait cru de la* « Belle-Étoile », 60 *grammes toutes les deux heures et demie*. Poids : 3kg,350. Vomissements.

On peut remarquer que jusqu'ici la courbe de poids diminue très sensiblement d'environ 30 grammes par jour.

19 juin : poids : 3kg,430. L'enfant a augmenté de 70 grammes.

Selles jaunes légèrement vertes.

Cessation des vomissements.

Ration : 420 grammes lait cru tiédi.

20 juin : Poids : 3kg,460 ; augmentation de 30 grammes, selles normales ; une seule régurgitation. Même ration.

21 juin : poids : 3kg,560 ; augmentation de 100 grammes, deux selles jaunes. Plus de vomissements, même ration.

22 juin : poids : 3kg,510 ; état stationnaire. Deux selles jaunes moulées.

Aspect général très amélioré. L'enfant reprend une mine plus fraîche, la langue est humide et normale. Plus de cris ni d'agitation. Sommeil très calme.

23 juin : poids : 3kg,620 ; augmentation, 40 grammes. Les selles restent normales. Les vomissements ont complètement disparu ; même ration, 60 grammes lait à chaque tétée.

24 juin : poids : 3kg,630.

25 juin : poids : 3kg,580. L'enfant a diminué brusquement de 50 grammes, sans qu'on puisse en trouver la cause apparente. Les selles sont restées normales ; la digestion n'est pas troublée. Rien aux poumons.

Moyenne d'augmentation par jour pendant la première semaine de traitement : 21 grammes.

V... Andrée, 6 mois. *Atrophie.* Entrée à l'Hôpital le 4 Juin.

Observation XIV.

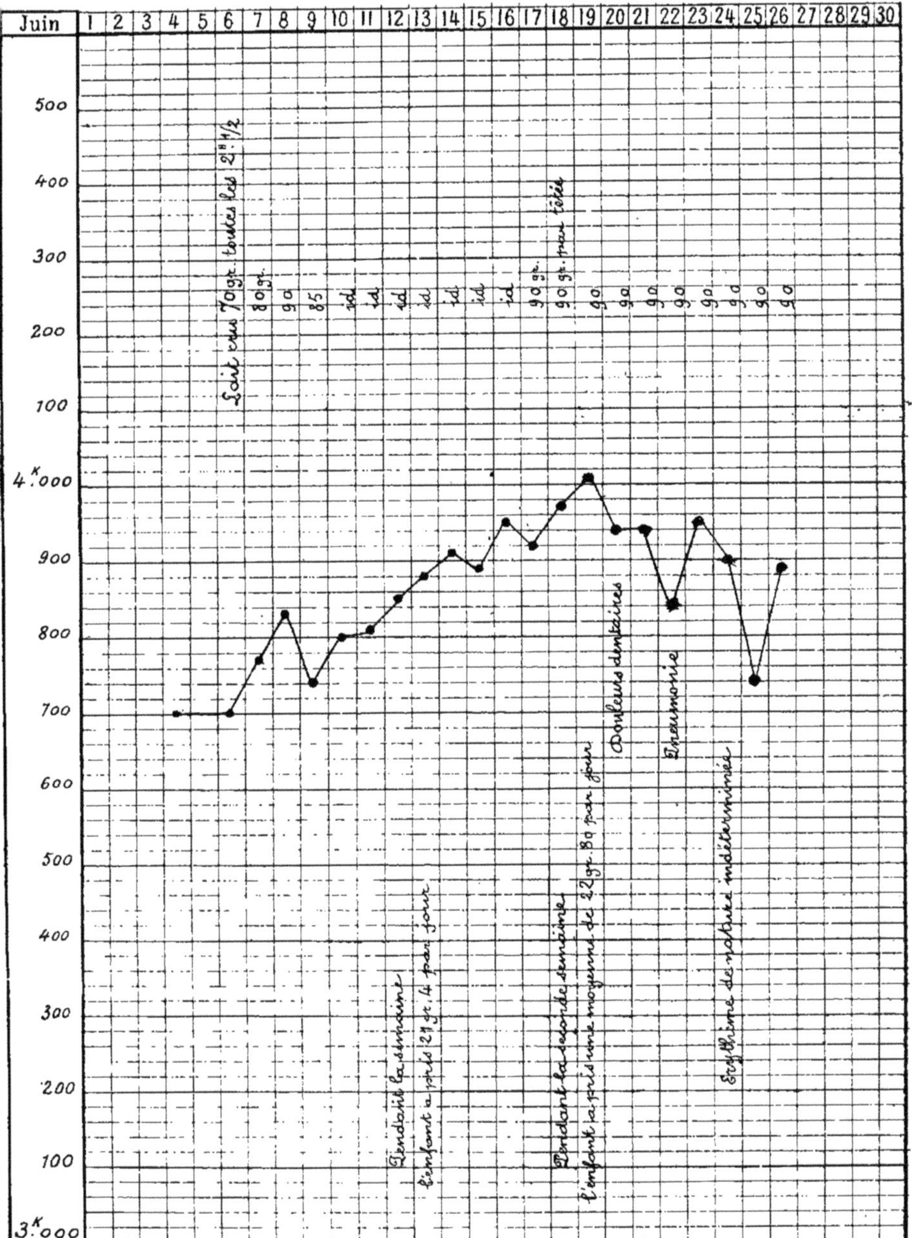

26 juin : poids : $3^{kg},570$; diminution de 10 grammes. Une selle jaune et légèrement verte. Ration augmentée, sept tétées de 80 grammes, de 140 grammes.

27 juin : poids : $3^{kg},660$. La courbe recommence à monter. Il y a sur la veille une augmentation de 90 grammes.

Dans le premier cas (Observation XII), l'enfant, entré le 5 mai à l . ôpital avec le diagnostic de gastro-entérite, avait des . s uniformément vertes. Les lavages d'intestin, le képhyr n'avaient pas donné de résultats appréciables. Mais au lait cru de la B. E. le 6 juin, un mois seulement après le début de la maladie, les selles étaient redevenues normales le 20 juin.

Dans le second cas, l'enfant était entré à l'hôpital le 9 juin. Sa pancarte portait : vomissements, diarrhée. Les 11, 12, 14, 15, 16, 17, de ce mois, c'est-à-dire pendant six jours consécutifs, les vomissements persistèrent avec un intervalle d'un jour de repos, le 13. La diète hydrique, les lavages d'estomac, le lait bouilli coupé de moitié n'en eurent pas raison. L'enfant dépérissait rapidement. Le 18 juin, il prit 420 grammes de lait de la *Belle-Étoile* en sept tétées. Le résultat ne se fit pas attendre.

OBSERVATION XIV (*personnelle*)

ATROPHIE

V..., André, six mois.

Antécédents héréditaires. — Parents bien portants. Fille unique née à huit mois.

Élevée au biberon avec du lait stérilisé, coupé d'eau bouillie.

Diarrhée, huit jours avant son entrée à l'hôpital. Elle a duré quatre jours. Vomissements fréquents. Tousse un peu.

Examen de l'enfant. — Enfant maigre.

Érythème roséolique sur tout le corps, mais en voie d'atténuation.

Fontanelles petites, mais peu déprimées. Pas de cachexie. Pâleur non excessive, narines un peu sèches et squameuses. Lèvres humides, salive rare à petites bulles. Langue desquamée papilleuse et rouge à la pointe. Muguet ; ventre conique à extrémité inférieure non distendue, flasque.

Anses intestinales rétractées donnant presque la sensation du boyau de poulet.

Ventre moins gros que le thorax.

Foie petit.

Rate inappréciable.

Pas de refroidissement des extrémités.

Deux selles en vingt-quatre heures, couleur jaune.

Depuis l'entrée à l'hôpital l'enfant est nourrie avec de l'eau pure et du lait ordinaire coupé de moitié d'eau bouillie.

6 juin : poids : 3^{kg},700. Premier jour de l'alimentation par le lait cru (sept tétées de 70 grammes chacune par vingt-quatre heures.)

7 juin : une garde-robe un peu trop blanche, pâteuse mastic-homogène, décolorée dans sa plus grande partie, à teinte légèrement verdâtre.

Poids de l'enfant : 3^{kg},770 ; augmentation de 70 grammes.

Ration augmentée de 10 grammes.

8 juin : poids augmenté de 60 grammes ; 3^{kg},830, selles mêmes qu'hier.

9 juin : poids : 3^{kg},740 ; diminution de 90 grammes (Voir la note de l'observation XII, p. 119).

10 juin : selle moulée normale, quoiqu'un peu trop consistante.

Enfant tranquille, ne crie plus.

Poids : 3kg,800 ; augmentation, 60 grammes.

11 juin : poids : 3kg,810 ; augmentation de 10 grammes, trois selles normales.

Pendant cette première semaine, l'enfant a fait une moyenne de 21 grammes par jour.

12 juin : poids : 3kg,850 ; augmentation de 40 grammes, une selle normale. Toujours meilleur état général.

Même ration, 85 grammes lait pur.

12 au 17 juin : augmentation régulière d'environ 30 grammes par jour ; ration 90 grammes par tétée.

18 juin : poids : 3kg,970 ; augmentation de 50 grammes. Selles normales. Le muguet a cédé devant les lavages répétés d'eau oxygénée, ration 90 grammes.

19 juin : poids : 4kg,010 ; augmentation de 40 grammes. Selles normales.

La seconde semaine donne une moyenne d'augmentation de 22gr,80 par jour.

20 juin : poids : 3kg,940 ; diminution de 40 grammes. Selles normales.

Souffre des dents. C'est la cause probable de la diminution de poids.

21 juin : poids : 3kg,940. État stationnaire, selle normale, quoiqu'un peu plus liquide que les précédentes.

Douleurs dentaires.

22 juin : poids : 3kg,240 ; diminution de 100 grammes. Température = 39°. L'enfant fait une *pneumonie*, abcès chaud du cuir chevelu.

Deux bains à 38°.

23 juin : poids : 3kg,950 ; augmentation, 110 grammes.

Selles normales ; température, 39° ; ration, 90 grammes par tétée.

24 juin : poids : 3^{kg},900; diminution de 50 grammes.

Érythème de nature indéterminée ressemblant un peu à de la scarlatine.

Incision de l'abcès du cuir chevelu. Vomissements.

25 juin : poids : 3^{kg},740; diminution de 160 grammes. Selles jaune verdâtre très liquides.

T. : 41°,2.

Auscultation ; respiration très soufflante dans les deux poumons avec prédominance à droite.

Enfant très faible alimentée par le nez, prend très peu de lait.

Enveloppements froids.

Huile camphrée (une piqûre).

26 juin : poids : 3^{kg},890; diminution de 10 grammes.

Une selle jaune et verte.

Souffle à droite et quelques râles.

Alimentation par le nez.

Température tombée à 38°,2.

Températures depuis le 22, juin, 39°,5; 23 juin, 39°,7 ; 24 juin, 40°,2; 25 juin, 41°,2; 26 juin, 38°,2.

27 juin : enfant trop fatiguée pour être pesée, quoique l'état général soit un peu meilleur.

Selles jaunes normales.

* * *

Comme conséquence de la disparition plus ou moins complète des troubles digestifs et de l'apport d'éléments nutritifs plus considérables, l'état général redevient meilleur. Les enfants qui n'ont plus de coliques sont calmes, ne crient plus ; peu à peu la bouche et la langue qui étaient sèches, parfois pâteuses, recouvertes d'un enduit jaunâtre redeviennent fraîches et humides ; la langue aussi est moins saburrale. Enfin l'appétit lui-même remplace l'anorexie presque complète des jours précédents, et l'on voit les petits malades avaler avidement le contenu de leurs biberons. Le bon goût et la fraîcheur du lait en sont probablement la cause.

Nous pouvons donc dire que le lait vivant provenant d'animaux sains et nourris d'une façon rationnelle est très digestible ; facilement assimilé, il est un aliment merveilleux pour le nourrisson sain. Il donne aussi d'excellents résultats dans nombre de maladies de l'enfance, surtout celles du tube digestif, telles que la dyspepsie, la diarrhée grumeleuse, la diarrhée fétide, la diarrhée verte s'accompagnant d'atrophie et même d'athrepsie.

Il a été employé aussi avec succès dans la maladie de Barlow.

En résumé, les résultats obtenus peuvent se traduire ainsi : disparition des troubles dyspeptiques, selles normales, gain de poids, état général meilleur.

DANGERS DU LAIT CRU

Les heureux effets que nous venons de constater ne sauraient nous faire oublier que l'usage du lait vivant dans l'allaitement artificiel présente des inconvénients et même des dangers.

Ces dangers tiennent à plusieurs causes. Une des premières est l'impossibilité d'obtenir un lait *rigoureusement aseptique*. D'ailleurs, on ne peut nier qu'il soit chimérique de prétendre à l'absence complète de germes dans le lait vivant, alors que le lait stérilisé lui-même n'en est pas exempt.

MM. Robertson et Mair en effet ont repris dans le *British Journal medical* la question intéressante de la persistance des microbes dans le lait correctement stérilisé.

Il y a déjà quelques années, Flügge (de Breslau) a trouvé dans le lait dûment stérilisé divers microorganismes parmi lesquels des bacilles peptonisants auxquels il attribuait un rôle prépondérant dans la pathogénie du choléra infantile.

Voici, d'autre part, le résultat des recherches bactériologiques de MM. Robertson et Mair :

Sur 100 flacons pris au hasard, 15 seulement contenaient du lait parfaitement stérile, bien que dans la maison dont il provenait, le lait soit stérilisé par le séjour pendant une demi-heure dans la vapeur à 100° (212° F.). Quant aux nombres de bactéries contenues dans ce lait stérilisé, mais non stérile, il a varié avec les conditions de l'expérience.

Lorsque le lait était gardé pendant deux jours à la température de 11 à 20° ; on y trouvait, une moyenne par centimètre cube de 4.400 bactéries. Mais, à 27° et 32°, le lait renfermait déjà en moyenne par centimètre cube 100.000 bactéries dans le premier cas et 4.000.000 dans le second[1].

Avant de se demander quel serait le moyen le plus

1. *Presse médicale*, 28 mai 1904.

efficace pour lutter contre la contamination du lait, il est rationnel de rechercher comment elle se produit.

La contamination du lait d'un animal sain peut se faire de plusieurs façons : « Le lait d'une ferme peut être altéré par les gens employés à la laiterie, qu'ils soient eux-mêmes malades ou qu'ils aient des parents atteints d'une affection contagieuse.

« Il peut encore être contaminé par l'eau employée soit pour le nettoyage des pis de vaches, soit pour le lavage ou le rinçage des divers vases qui servent à le recueillir ou à le transporter. Cette eau peut avoir été contaminée par le voisinage d'une fosse d'aisances non étanche par exemple ou par une conduite d'égout en état[1]. »

Une troisième cause d'altération due à la fraude est le mouillage du lait, c'est-à-dire le coupage d'une eau plus ou moins pure.

La contamination du lait par l'air est beaucoup plus rare.

On peut partiellement, et en tous cas d'une façon très suffisante pour la pratique, réduire considérablement les dangers d'infection par des mesures préservatrices. Elles consistent, d'une part, dans la traite rigoureusement aseptique comprenant la désinfection du pis de l'animal et des mains du trayeur, et, d'autre part, dans la stérilisation des vases.

1. H. de Rothschild, *Traité d'Hygiène et de Pathologie du nourrisson* t. Ier.

Voici comment on procède pour la traite aseptique du lait vivant : les pis et les mamelons de la vache sont, avant chaque traite, savonnés, puis lavés avec une solution de sublimé au 1/100. L'orifice du canal galactophore est plus spécialement nettoyé.

Les premiers jets de la traite ne seront pas recueillis. Une certaine quantité de microbes logés dans le canal du trayon seront ainsi entraînés au dehors.

Quelquefois la solution de sublimé détermine une certaine irritation. On peut alors employer simplement une solution d'eau boriquée complétée par un autre antiseptique. Le luzoforme, désinfectant inodore, employé dans ce but à la ferme de *la Belle-Étoile*, a donné de très bons résultats.

Le domestique chargé de la traite se désinfecte également avec soin. Il se frotte les mains à la brosse et au savon d'abord, puis au sublimé, et ensuite les pases dans une solution saturée d'eau boriquée.

Les récipients dans lesquels sera recueilli le lait devront être lavés soigneusement et ébouillantés à l'eau chaude contenant des cristaux de carbonate de soude. Le seau est recouvert d'une toile bouillie, afin que les poils qui inévitablement tombent au moment de la traite ne viennent pas souiller le lait contenu dans le seau.

Les récipients en fer-blanc seront employés de préférence, car ceux en bois sont plus difficiles à tenir propres.

Les animaux eux-mêmes devront être d'une propreté absolue et seront étrillés plusieurs fois par jour. On sait en effet que le poil de vache est l'habitat préféré du ferment lactique.

Une fois la traite effectuée, le lait sera rapidement filtré et recueilli dans des vases rendus stériles.

Le filtre le meilleur sera le plus simple, parce qu'il sera d'autant plus facile à désinfecter. Un bon modèle est celui employé au Danemark. Il se compose d'un récipient de forme conique au fond duquel se trouve un diviseur. La filtration a lieu sur des rondelles d'ouate préparées industriellement et stérilisées. Ces rondelles ont l'avantage de pouvoir être changées facilement et d'être peu coûteuses.

On a voulu supprimer les intermédiaires et on a imaginé des appareils mécaniques destinés à obtenir le lait en faisant le vide. L'appareil était adapté au trayon de la bête [1].

Ces procédés doivent être rejetés. Ils constituent une triple erreur : au point de vue zootechnique d'abord, car on ne pressure pas le pis de l'animal et on omet ainsi le massage et l'excitation de la mamelle résultant de l'action des mains ; de plus, le pis n'est pas vidé à fond et on perd ainsi la partie du lait la plus riche en beurre.

1. Les machines à traire des divers systèmes, Kershau et Colvin, Marchand de Kilmarnoël (Écosse), Zeus Nielsens, etc., comprennent un dispositif adapté aux trayons par où le lait s'écoule, grâce au vide produit par une pompe aspirante diversement aménagée ; ces appareils sont coûteux, d'une installation délicate, ils exigent de plus un état de propreté d'autant plus difficile à réaliser que les pièces de l'instrument sont nombreuses. Enfin la traite à fond et l'excitation du pis ne se produisent que partiellement. (DIFFLOTH, *Bovidés*.)

C'est une erreur aussi au point de vue hygiénique, car on peut infecter les vaches en portant ainsi les appareils d'un trayon à l'autre, et propager les mammites. L'utilisation prolongée des tubes trayeurs amène des inflammations, de la paralysie du sphincter pouvant déterminer un écoulement spontané du lait. De plus, en faisant ainsi le vide, on enlève les gaz et tout porte à croire que l'évaporation des gaz du lait tend à précipiter les phosphates. (P. Diffloth.)

La traite aseptique faite par des domestiques aseptiques eux aussi a donné des résultats constatés par des examens bactériologiques.

Voici ceux obtenus par le Dr Raimondi avec le lait de la Pouponnière : « Les premiers ensemencements faits sur sérum gélatineux nous donnèrent des résultats peu favorables. Dans trois tubes ensemencés nous avons obtenu des colonies de coccus et quelques chapelets isolés de streptocoques et de staphylocoques ainsi que de grands streptothrix. Après nouvelles modifications dans la traite nous obtenions encore, dans deux nouveaux tubes ensemencés, des streptocoques et des streptothrix.

« Nous avons alors agi de façon plus rigoureuse et filtré le lait à travers du coton hydrophile placé dans un entonnoir préalablement bouilli. Les ensemencements ne firent obtenir aucune culture ; l'examen microscopique fut négatif. Même traite faite directement dans l'entonnoir ; même traite et filtrage du lait à travers un linge mouillé : même résultat négatif.

« La coloration des préparations au bleu polychrome de Unna ne nous a rien laissé découvrir.

« Cet examen était pour nous le plus important. Nous avons pris le lait ayant subi les manipulations de la traite dans le seau et du transvasement dans les biberons stériles. C'est dans différents biberons prêts à être servis aux nourrissons que nous avons pris le lait dont nous publions la teneur bactériologique.

« Une injection de lait vivant faite à des cobayes dans la cavité péritonéale n'a déterminé aucun trouble chez ces animaux. »

Nous avons pu faire la même constatation avec le lait de la Belle-Étoile au laboratoire et à l'Hôpital Trousseau. Un cobaye fut injecté dans la cavité péritonéale. Il ne présenta aucune réaction [1].

CONSERVATION DU LAIT

Quand la mulsion rigoureusement propre et aseptique est terminée, une nouvelle difficulté s'élève. Comment en effet conserver le lait ainsi obtenu ? Les précautions d'asepsie prises pour la traite sont assurément très efficaces. On sait qu'elles peuvent assurer au lait une conservation de dix-huit à vingt-quatre heures de plus que les laits recueillis à la façon ordinaire. (Dornic.)

1. Nous devons d'avoir pu faire cette recherche à l'extrême obligeance du Dr Simon. Nous tenons à lui offrir ici tous nos remerciements.

On a constaté cependant qu'en abandonnant à lui-même le lait de vache recueilli dans des conditions de propreté rigoureuse, les bactéries peuvent s'y multiplier assez rapidement et sont surtout cause de la fermentation lactique.

On s'est efforcé dans ces derniers temps surtout d'empêcher l'altération du lait sans modifier sa composition.

La stérilisation et la pasteurisation demandent un surchauffage trop élevé pour pouvoir être employées ; l'introduction dans le lait de divers gaz, l'évaporation se sont montrées inefficaces. Seule parmi les substances chimiques conservatrices l'aldéhyde formique à 40 0/0 semble avoir donné de bons résultats. MM. Netter et H. de Rothschild[1] nous les font connaître.

« A 1 pour 4.000 le goût et l'odorat ne sont jamais affectés. A cette dose on peut conserver le lait pendant huit jours, le faire voyager sans qu'on puisse le distinguer du lait frais ; en outre sa teneur en corps immunisants reste la même.

« Dans une autre série d'expériences portant à la fois sur du lait entier et du lait écrémé, Behring constate que les échantillons témoins coagulent au bout de vingt-quatre à quarante-huit heures, tandis que le lait additionné de formol dans la proportion de 1 pour 10.000 reste intact pendant quatre jours, tourne à

1. *L'aldéhyde formique pour la conservation du lait* (*Revue d'hygiène et de médecine infantile*, t. III, n° 2, 1904).

l'ébullition le cinquième et coagule à froid le sixième.

Dans la proportion de 1 pour 5.000 le lait formolé reste absolument frais pendant cinq à six jours et tourne le huitième jour seulement. Si on opère immédiatement après la traite et qu'on maintienne les échantillons à une basse température, le lait témoin coagule en soixante heures; le lait formolé à 1 pour 10.000 tourne à chaud le septième jour; à froid, le huitième. Quant au lait formolé à 1 pour 5.000 et placé dans les mêmes conditions, il tourne à chaud au bout de onze jours et à froid au bout de dix-huit jours. »

Ce lait renfermant de l'aldéhyde formique n'est-il pas toxique? Pour répondre à cette question, Behring alimenta des veaux avec du lait formolé à 1 pour 10.000; ceux-ci ont augmenté en moyenne de 10 kilogrammes par semaine, chiffre supérieur à l'augmentation normale. Il semble donc que les résultats obtenus par Behring sur les jeunes animaux à l'aide du formol doivent réhabiliter complètement l'emploi de cet antiseptique pour lui conserver toute sa fraîcheur. Néanmoins, cette question est trop récente et encore à l'étude; aussi croyons-nous qu'elle doive être employée avec prudence. Peut-être cependant est-elle appelée à jouer, comme le croit Behring, un rôle important dans la question de l'alimentation du premier âge.

*
* *

On a préconisé aussi la conservation du lait par

l'eau oxygénée. MM. Nicolle et Duclaux[1] recommandent la méthode suivante dont M. Renard est l'initiateur.

Aussitôt après la traite, faite le plus proprement possible, on additionne le lait d'eau oxygénée à 12 volumes dans la proportion de 1,50 à 2 0/0. On abandonne ensuite le lait pendant six à huit heures ; il est seulement livré à la consommation au bout de ce laps de temps.

L'addition au lait de 1 à 2 0/0 d'eau oxygénée amène dans les heures qui suivent un abaissement considérable du nombre des microbes; cette action ne dure que huit à dix heures après lesquelles la teneur en germes du lait oxygéné se relève et augmente peu à peu.

M. Debout, de Rouen, a nourri les enfants d'un dispensaire avec du lait conservé en boîte. Après la traite à quatre heures et demie, le lait était additionné de 1,50 0/0 d'eau oxygénée apporté au dispensaire vers neuf heures, distribué à dix heures et demie. Cinquante-sept enfants ont fait usage de ce lait dont les mères ont été satisfaites. Il s'est produit 10 décès, dont 8 par diarrhée verte, 1 par méningite, 1 par bronchite, soit 17 0/0. Pendant ce temps la mortalité s'élevait à Rouen sur les enfants de 0 à 1 an à 27,3 0/0. M. Debout conclut à l'efficacité du lait oxygéné.

1. *Revue d'hygiène*, février 1904, p. 112.
2. *Revue d'hygiène*, février 1904, p. 97.

En résumé, ce procédé semble en tous cas inoffensif. On peut cependant lui reprocher de ne pas faire plus que la réfrigération : il ne détruit pas en effet les bactéries pathogènes du lait. Il a de plus le gros inconvénient de favoriser l'évaporation des gaz du lait, en particulier de l'acide carbonique. De nouvelles statistiques établiront sa valeur.

Nous croyons que jusqu'ici le procédé le meilleur consiste dans la réfrigération pure et simple. Le lait, à son arrivée de la traite, est filtré ; dès que la filtration est achevée, il doit être immédiatement refroidi au moins à une température de 45° F., soit 7°,22 C. Cette basse température est sans contredit celle qui protège le plus le lait contre toute fermentation.

M. Desfosses[1] nous fait connaître le résultat suivant : Le 25 juillet, du lait recueilli dans une bonne étable donna 7.000 bactéries au centimètre cube après la traite. Ce lait ne fut refroidi que lentement à la température de 60° F., soit 15°,50 C. ; après deux heures, lorsque le lait était encore à la même température, on trouva 89.000 bactéries au centimètre cube. Cinq jours plus tard le lait recueilli absolument de la même manière et dans les mêmes conditions fut refroidi à 45° F., soit 7°,22 C., dix minutes après la traite, et l'examen bactériologique ne donna plus que 12.000 bactéries au centimètre cube.

Il faut employer de la glace pour la réfrigération,

1. *Pr. médicale.*

car la température de l'eau de source ou de puits ne donne pas de garanties suffisantes de fraîcheur.

Il serait à désirer que les voitures qui assurent la livraison puissent contenir de la glace et que le lait en soit constamment entouré jusqu'au moment où il est livré à la consommation.

*
* *

Par suite de la difficulté même qu'il y a à obtenir un lait exempt de tout germe, on peut craindre à bon droit que le lait vivant ne soit le propagateur de certaines maladies infectieuses.

Les expériences de Chauveau, Villemin, Bollinger, Dobrokousky, complétées par les observations de Klebs, Olivier, MM. Felizet, Brouardel et Uffelmann, ne laissaient plus de doute sur la transmission possible de la tuberculose par le lait des vaches qui en sont atteintes.

Certains praticiens admettent même avec le Dr Spillemann, de Nancy, que dans certaines régions, telles que le Vorarlberg, le Tyrol, la tuberculose de l'homme est étroitement liée à la tuberculose bovine.

Beaucoup de cas de contagion se font par absorption au niveau de l'intestin. En France, on en doute ; mais en Allemagne, dans la patrie de Koch, défenseur de l'innocuité du lait de vache, M. le professeur Behring a dit récemment, que le plus grand nombre des cas de tuberculose sont dus à l'absorption du lait de vache cru.

M. Brouardel a souvent cité le fait suivant très probant : Dans un pensionnat, 14 jeunes filles buvaient du lait provenant d'une vache tuberculeuse; 5 d'entre elles devinrent tuberculeuses.

Les expériences entreprises dans ces dernières années par le Dr Ernest[1] ont prouvé que le lait des vaches phtisiques peut être dangereux même dans le cas où la mamelle ou le pis des vaches ne porte pas de lésions tuberculeuses.

En examinant le lait de 36 vaches tuberculeuses dont aucune n'avait la moindre trace de lésion aux mamelles ou aux pis, cet observateur a constaté la présence de bacilles dans le lait de 10 de ces vaches.

Pour obvier, dans la mesure du possible, à ce danger réel de contagion, il serait à désirer qu'une surveillance très active fût exercée pour la vente du lait. Le seul remède efficace réside dans les injections de tuberculine, encore celles-ci ne doivent pas être faites à intervalles trop rapprochés, car une seconde injection faite peu de temps après la première ne donne pas de réaction. C'est ainsi que pendant longtemps les Belges trompèrent la douane française en faisant passer des animaux tuberculinisés depuis peu. La nouvelle injection faite à la douane restait sans effet et les animaux étaient considérés comme sains.

L'application rigoureuse de la tuberculine devrait être faite à toute vache laitière. Cette épreuve datant d'un mois au plus, devrait être exigée par les laitiers au

1. *The Sanitary Record*, 15 février 1890.

moment de l'achat des bêtes; non seulement elle permettrait de séparer les vaches qui ont réagi, mais elle empêcherait l'extension de l'infection par la tuberculose.

Dans plusieurs villes de France, il existe déjà un service municipal de tuberculinisation. Celui installé à Nice y a produit des résultats très satisfaisants.

La présence du bacille de la tuberculose dans le lait peut être révélée soit par l'examen microscopique, soit par des inoculations pratiquées sur le cobaye, qui est très sensible à la phtisie.

*
* *

On peut craindre encore, bien qu'à un degré moindre, la contagion de la fièvre aphteuse ou cocotte. MM. Proust, Messer et Davia ont rapporté des observations indiscutables sur la virulence et la transmission de cette maladie par le lait.

Les vaches qui en sont atteintes ont leurs mamelles envahies par des pustules qui contaminent le lait dont l'ingestion provoque des accidents, le plus souvent des ulcérations bucco-pharyngées.

Le microscope révèle de nombreux globules de pus.

*
* *

Moins souvent encore, bien que le fait ne soit plus mis en doute, on a trouvé la bactérie charbonneuse dans le lait. En s'accumulant dans la cavité des petits vaisseaux, celle-ci y occasionne de petites embolies et entraîne leur rupture et l'extravasation du sang dans les tissus voisins. Si ces transformations se passent dans la mamelle, ce qui arrive assez fréquemment, le lait sécrété est contaminé et souillé de sang. Qu'il se produise une solution de continuité au niveau des muqueuses de l'intestin ou de la bouche et la maladie est inoculée.

Sous le microscope, l'attention devra être éveillée par la présence de globules sanguins dans les préparations. Un examen plus minutieux permettra alors de distinguer la bactéridie charbonneuse des autres bactéries analogues et inoffensives, telles que le bacillus subtilis trouvé très fréquemment dans le lait qui a séjourné à l'air.

Une autre affection microbienne très répandue dans l'espèce bovine est la mammite contagieuse. Elle a été bien observée et décrétée, en 1884, par MM. Nocard et Mollereau.

On sait bien maintenant qu'elle cause une profonde altération dans la nature du lait, qu'elle se transmet facilement des vaches malades aux vaches saines et que la plus grande propreté est nécessaire, si on veut empêcher qu'elle n'envahisse toute l'étable où elle est apparue.

L'agent virulent est le lait; la contagion s'opère par les mains du trayeur si celles-ci ne sont pas rigoureusement aseptiques, ou mieux encore par les trayons artificiels mis en usage récemment dans la traite mécanique du lait. Ces appareils, en effet, sont très dangereux par suite de la difficulté de leur désinfection.

Pour déceler les altérations d'un lait ainsi contaminé, on le recueille dans les tubes stérilisés que l'on maintient debout pendant vingt-quatre heures à la température de la chambre. Au bout de ce temps, il s'est formé dans ces tubes un dépôt opaque, de couleur blanc sale, homogène ou granuleux suivant l'âge de la maladie. Sur ce dépôt surnage un liquide clair, opalescent, d'une teinte blanc jaunâtre ou jaune sale ou légèrement rougeâtre. Si la lésion est ancienne, le lait a même au moment de la traite une réaction acide, qui s'accentue rapidement si on le conserve à l'étuve.

Quand la lésion est récente le lait peut présenter d'abord des caractères normaux, mais il tourne et devient rapidement acide, et, si on le mélange avec du lait provenant de vaches saines, toute la masse s'altère.

Le microscope montre une agglutination énorme de leucocytes ; en outre, on distingue un chapelet de chaînettes extrêmement fines dont chaque grain arrondi mesure à peine un μ de diamètre. L'agent infectieux de la mammite contagieuse est un streptocoque.

La fièvre typhoïde, enfin, peut, quoique plus rarement, être occasionnée par l'ingestion du lait. Celui-ci a été contaminé par les mains de trayeurs ayant soigné des typhiques.

Les publications étrangères mentionnent à ce sujet

de nombreux faits concluants. On peut citer comme exemple l'épidémie de Cambridge[1].

La plupart des personnes (au nombre de 73) qui furent atteintes avaient le même fournisseur de lait. Celui-ci soignait un enfant atteint de fièvre typhoïde et n'en continuait pas moins son exploitation.

La présence du bacille d'Eberth dans le lait est reconnue par les procédés décrits par MM. Vincent, Féré et Pouchel pour la recherche de ce microbe dans l'eau[2].

Beaucoup plus rarement encore, mais non cependant à titre exceptionnel, d'autres maladies infectieuses particulières à l'homme, telles que la pneumonie ou la scarlatine, ont pu avoir le lait pour véhicule. Il ne faut dans ces cas incriminer que le manque de soins des laitiers.

*
* *

En résumé, nous pouvons dire que le lait de vache cru nous semble présenter des avantages qui l'emportent sur les dangers qu'il peut offrir. Aussi le croyons-nous très propre à être utilisé dans l'allaitement artificiel, quand il y aura impossibilité absolue de remplacer le sein maternel. Il peut évidemment être considéré comme une anomalie ; mais, par résistance individuelle, accoutumance ou atavisme, les bébés le digèrent, n'est-ce pas le résultat cherché ? Notre

1. *Boston med. and surgical Journal*, juillet 1888.
2. Villiers et Collin, *Falsification des substances alimentaires*.

conviction, fondée sur les résultats cliniques de beaucoup de praticiens et sur nos propres observations, est que la digestion du lait vivant est beaucoup plus facile que celle des laits artificiels.

Nous tenons à dire ici que les enfants mis en traitement ont, depuis le jour où nous avons arrêté nos observations, été atteints d'entérite, s'accompagnant chez plusieurs d'entre eux d'une forte élévation de température.

Ce changement dans leur état a coïncidé avec l'arrivée dans la même salle d'un enfant très infecté atteint d'entérite aiguë. L'enfant d'ailleurs est mort depuis. Jointe à cette cause probable d'infection, la période de fortes chaleurs et d'orages survenue à ce moment, ayant une mauvaise influence sur le lait lui-même, a pu contribuer à faire changer les résultats : cela n'est pas impossible; mais nous croyons qu'il s'agit surtout d'une infection hospitalière.

CONCLUSIONS

1° Il y a, en clinique infantile au moins, de nombreux cas où l'usage du lait cru paraît préférable à l'usage des laits cuits ou stérilisés.

2° La raison de cette supériorité paraît résider dans l'intégrité :

a) De certains éléments, comme les ferments, que la cuisson détruit, ferments qui facilitent la digestion et l'assimilation ;

b) Des groupements fragiles des éléments organiques et minéraux et plus particulièrement des composés phosphorés et phosphatiques. La chaleur les dissocie et les rend inassimilables.

Ces qualités ont mérité au lait cru le nom de lait « vivant ».

3° Les dangers du lait cru, que nous ne contestons en rien, sont :

a) L'impossibilité de l'asepsie absolue ;

b) La difficulté de la conservation ;

c) Les dangers de propagation des maladies infectieuses, au premier rang desquelles nous plaçons la tuberculose et, à un degré moindre de fréquence, la fièvre aphteuse. Plus rarement des maladies infectieuses propres à l'homme peuvent être transmises (fièvre typhoïde, pneumonie, scarlatine, etc.).

4° On peut partiellement, et en tous cas d'une façon suffisante pour la pratique, réduire considérablement ces dangers par des mesures préparatoires et préservatrices qui sont :

a) L'asepsie aussi complète que possible au moment de la mulsion (lavage des mains, du pis, vases stériles, filtration du lait, division en petites bouteilles stériles, la conservation immédiate dans la glace);

b) Le transport à très courte distance;

c) La distribution et la consommation aussi rapide que possible.

5° Ces conditions difficiles à réaliser complètement restreignent nécessairement l'application de ce moyen d'alimentation aux enfants habitant la campagne ou aux riches de là ville.

6° Malgré ces restrictions le lait cru n'en donne pas moins d'excellents résultats :

a) Dans l'élevage de l'enfant sain;

b) Dans le traitement de nombre de maladies de l'enfance et surtout des maladies du tube digestif : dyspepsie, diarrhée grumeleuse, diarrhée fétide, même diarrhée verte avec atrophie et même athrepsie, maladie de Barlow.

7° Le choix du lait variera suivant les conditions :

a) Celui de l'ânesse se rapproche le plus de celui de la femme par sa teneur en caséine, mais son prix très élevé et la difficulté de se le procurer rendent son emploi presque exceptionnel;

b) La chèvre a donné d'excellents résultats. Par la sélection des races et une alimentation appropriée (fourrage sec, maïs, son, fèves), on peut obtenir un lait de chèvre assez voisin du lait de femme. Elle est, de plus, fort peu sujette à la tuberculose;

c) La vache a donné les meilleurs résultats. Le succès de son lait dans l'allaitement artificiel tient à trois conditions principales : 1° la tuberculinisation fréquente; 2° l'alimentation rationnelle pouvant se résumer en ces deux qualificatifs : sèche et riche; 3° une asepsie rigoureuse.

8° Le mode d'allaitement par le lait cru est le même que par le lait cuit. Les intervalles entre chaque prise seront aussi les mêmes, mais avec cette remarque très importante que les doses seront inférieures d' « un tiers » environ à celles du lait bouilli ou stérilisé.

BIBLIOGRAPHIE

Barbellion, *De la valeur du lait de chèvre dans l'alimentation des Enfants* (XIIIe Congrès Intern. de Médecine, Paris, août 1900).

— *Notes sur la digestibilité des différentes sortes de lait* (Académie de Médecine, 10 juillet 1900).

— *Emploi du lait de chèvre dans l'alimentation des enfants* (*Bulletin de l'académie de médecine de Paris*, 1902, 460-470).

— *Du lait de chèvre dans l'alimentation des nourrissons* (Revue de Puériculture, Paris, 1903, II).

— *Lait cru et lait de chèvre* (*Journal des Praticiens*, 25 mai 1904).

Beaunis, *Physiologie*, 1888, t. II, p. 206.

Béchamp, *Sur la zymase du lait de femme* (Comptes rendus de l'Académie des Sciences, 1883).

Benoist, *Ferments solubles du lait de femme* (Thèse, Paris, 1903).

Bernard, *Lait cru et lait de chèvre* (*Journal des Praticiens*, 10 mai 1904).

Boissard, *De l'alimentation du nouveau-né par le lait de chèvre* (*Journal des Praticiens*, Paris, 1900).

de Bovis, *De l'emploi du lait cru chez les nouveau-nés atteints d'athrepsie ou de catarrhe intestinal* (*Bulletin médical de Québec*, 1901, III, 83).

Budin, *Traité d'allaitement.*

Camescasse, *Un des méfaits du lait stérilisé* (Société de thérapeutique, 23 avril 1902).

Camus (L.), *Action des injections intraveineuses de lait* (*Compte rendu de la Société de biologie*, t. II, 787, 4 août 1900).

Crépin, *Bulletin de la Société d'acclimatation*, mars 1899.

Casamayor, *Progrès médical*, 18 mars 1899.

Concetti, *Archives générales de médecine des Enfants*, juillet 1903.

Cronheim, *Jahrbruch fur Kindesheilskunde*, t. LVII, n° 3, 1901.

Delotte, *Allaitement artificiel et les ferments du lait* (*Limousin médical*, Limoges, 1895, XIX, 27).

Desfosses, *la Question du lait* (*Presse médicale*) ;

— *Lait de chèvre et puériculture* (*Presse médicale*) ; 11 septembre 1902.

Diffloth (P.), *Allaitement artificiel* (*Presse médicale*, 17-27 février 1904, 27-2 avril 1904).

— *Zootechnie*, *Bovidés*, 1904.

Drouet, *De la valeur et des effets du lait bouilli et du lait cru dans l'allaitement artificiel* (Thèse, Paris, 1892).

Duclaux, *le Lait*, 1894.

— *Principes de laiterie.*

Dupong, *Etude des propriétés oxydantes de certains laits* (Thèse pour le diplôme supérieur de pharmacien, Bordeaux, 1897).

d'Espine et Picot, *Traité pratique des maladies de l'enfance*, 1900.

Féry, *Moniteur scientifique de Quesneville*, janvier et décembre 1891.

Gilbert et Chassevant, *Lait entier et lait écrémé* (Société de Biologie, 20 septembre 1902).

Gillet, *Procès du lait stérilisé* (*Journal des praticiens*).

— *Le ferment oxydant du lait* (*Journal de physiologie et de pathologie générale*, mai 1902, n° 3, p. 439).

Guinon, *Un cas de maladie de Barlow* (Société de pédéatrie, avril 1903).

Halipré, *Lait cru dans l'alimentation des nourrissons* (Congrès gynécologique œstétrique et de pédiatrée (Rouen, 1904).

Hanriot, *Sur un nouveau ferment du sang* (Comptes rendus de l'Académie des sciences, 9 novembre 1896).

Jacobi, *Alimentation des Enfants Malades. Journal de Physiologie et de pathologie générale* (*le Ferment oxydant du lait*, mai 1902).

Klemm, *le Lait d'ânesse dans l'alimentation des nourrissons* (*Jahrbuchf. Kinderkeilk.* 1896, vol. XLIII, p. 369).

Legay, *Allaitement artificiel. Pasteurisation et stérilisation du lait* (*Médecine moderne*, octobre 1893).

Marfan, *Traité de l'allaitement*, 1903, première partie, chap. I-II-IV-VIII ; deuxième partie (section III), chap. I-II-V.

Marfan, *Hypothèses sur le rôle des zymases du lait* (*Presse médicale*, Paris, 1901, I, 13 16).

Michel, *Digestibilité du lait cru et du lait stérilisé* (Thèse, Paris, 1896). *Utilisation des matériaux nutritifs du lait* (*France médicale*, 1898).

Miele et Willem, *Contribution à l'étude des causes et du traitement de l'atrophie infantile* (*Revue d'Hygiène et de Médecine Infantile*, t. III, n° 1, 1904).

Moro de Graz, *Revue des maladies de l'enfance*, décembre 1901.

Netter et de Rothschild, *l'Aldéhyde formique pour la conservation du lait oxygéné* (*Revue d'Hygiène et de Médecine Infantile*, t. III, n° 2, 1904).

Nicolle et Duclaux, *Revue d'Hygiène*, février 1904, p. 97.

Nicolle, *Nourricerie de l'hospice des Enfants-Assistés*, thèse, 1891.

Nobécourt et Merklen, *les Ferments du lait* (*Presse médicale*, 24 décembre 1902, et 27 décembre 1902).

Pawlow, *le Travail des glandes digestives*, Paris, 1901.

Raimondi, *De l'usage d'un lait aseptique ou lait vivant à la Pouponnière*, Charleville, 1902.

— la Pouponnière (*Comptes rendus*, 1903). *Conséquences pratiques de l'usage du lait vivant* (Archives de médecine d'Enfants, Paris, 1903, VI). *Revue médicale de Normandie*, 25 mars 1904.

Ripart, *De l'abus du lait dans les troubles gastro-intestinaux chroniques de l'enfant après le sevrage* (Thèse, Paris, 1903, p. 73-96).

Rochon, *Importance du lait naturel* (Thèse, Paris, 1903).

Robertson et Mair, *Bactériologie du lait stérilisé et du lait oxygéné* (*Presse médicale*, 28 mai 1904).

Rothschild (H. de), *Bibliographia lactaria*, Paris 1901.

— *Hygiène et Pathologie du nourrisson*, t. I.

— *Revue d'hygiène et de médecine infantile*, t. III, n° 2, 1904.

Roussel (Mlle Marie), *Revue mensuelle des maladies de l'enfance* (Congrès de Rouen, 1904).

Saint Yves Ménard, *Des meilleures conditions d'alimentation des enfants du premier âge en dehors de l'allaitement au sein* (Société de Médecine et de Chirurgie pratique, 1892).

Semaine médicale, 8 janvier 1890.

Société d'obstétrique, gynécologie et de pédiatrie, *Doit-on continuer l'allaitement par le lait sérilisé*, 15 février 1902.

Suiwinoff, *Jahrb. für Kinderh*, t. XVIII, 1893.

Tissier, *la Flore de l'intestin chez l'enfant* (Thèse, Paris, 1900).

Vaudin, *Sur le Phosphate de chaux en dissolution dans le lait* (*Annales de l'Institut Pasteur*, 1894, p. 502).

Villiers et Colin, *Altérations et falsifications des substances alimentaires*, 1901.

Wins, *Allaitement à la Nourricerie des Enfants-Assistés* (Thèse, Paris, 1885).

TABLE DES MATIÈRES

CHAPITRE II

Lait de Chèvre

CHAPITRE III

Lait de Vache

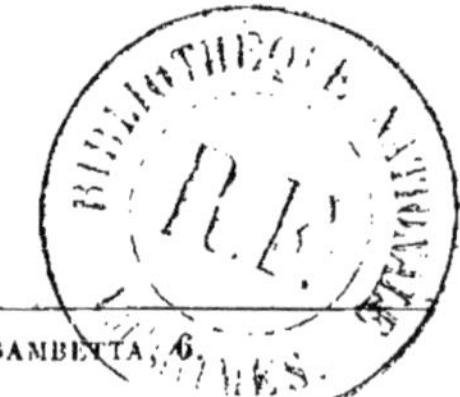

TOURS, IMPRIMERIE DESLIS FRÈRES, RUE GAMBETTA, 6.

www.ingramcontent.com/pod-product-compliance
Ingram Content Group UK Ltd.
Pitfield, Milton Keynes, MK11 3LW, UK
UKHW022055190726
13855UKWH00002B/503